Unfall - Dein Weckruf ins Leben

Danke

Von ganzem Herzen danke ich meinem Ehemann Steffen, dass er mir immer zur Seite steht & mich in den schweren Stunden unglaublich liebevoll unterstützt hat. Ein weiterer Dank gilt meinen Eltern, Kristine, Christine, Claudia, Gundula, Maik, Ute, Anke, Steffi, Matthias, Josef sowie dem Ärzteteam im Krankenhaus in Chain Mai. Außerdem geht mein Dank an das Ärzteteam im Krankhaus in Erfurt.

Mein aufrichtiger Dank gilt Ernst Crameri, ohne seine Beteiligung & Inspiration zum Bücherschreiben, wäre dieses Buch immer noch nicht geschrieben.

Danke an alle meinen Mentoren & Coaches, die mir geholfen haben, da hinzukommen wo ich jetzt bin.

Danke an Katja Jäger
für die Covergestaltung

Widmung

Für diejenigen die daran glauben, dass sie ein Recht auf ein erfülltes & glückliches Leben haben - & zwar ab sofort.

Peggy Seegy

Unfall – Dein Weckruf ins Leben

Bibliografische Information der Deutschen Nationalbibliothek
Die Deutsche Nationalbibliothek verzeichnet diese Publikation
in der Deutschen Nationalbibliografie; detaillierte bibliografische Daten sind
Internet über http://dnb.d-nb.de abrufbar.

1. Auflage 2018
Druck in Deutschland
Herstellung: BoD- Books on Demand, Norderstedt
ISBN: 978-3-96573-000-7

Inhaltsverzeichnis

Vorwort

Lieber Leser,

Wenn sich das Leben auf einmal komplett verändert & nichts mehr so ist, wie es war. So ergeht es mir im März 2014. Wir fahren in unseren ersehnten Jahresurlaub. Für uns geht es das erste Mal nach Thailand. Die ersten vier Tage sehen wir uns Bangkok & einen Nationalpark an. Ich möchte unbedingt in ein Elefantencamp, wo auf die natürliche Lebenshaltung der Tiere geachtet wird. Dafür fahren wir zwölf Busstunden in den Norden, nach Chiang Mai.

Das Elefantencamp haben wir nie erreicht. Ein Autounfall mit schweren Folgen veränderte unseren Urlaub von einer Sekunde auf die andere. Statt einem schönen & erholsamen Hotelaufenthalt, verbringen wir die restlichen Urlaubstage im Krankenhaus. Ist es wirklich Horror im Krankenhaus in Thailand zu liegen? Wie komme ich zurück nach Deutschland? Wie geht es jetzt weiter? Ich hatte mir zuvor in meinen Leben noch nie etwas gebrochen. Jetzt habe ich gleich mehrere Knochenbrüche & sitze außerdem im Rollstuhl. Meine Freiheit & Unabhängigkeit ist innerhalb von einer Sekunde auf die andere vorbei. Ich brauche für fast alles Hilfe. Für all die Alltäglichkeiten, die auf einmal nicht mehr gehen wie zum Beispiel alleine Duschen.

Wie gehe ich mit so einer Situation um? Wie kann ich jetzt meinem Job nachgehen? Wie sehr bin ich eine Belastung für meine Familie? Kann ich mich jemals wieder frei & unabhängig bewegen? Das Ärzteteam in Thailand war sich einig, mein Beckenbruch wird nicht operiert. Das bedeutet ein Leben lang mit Schiefstand laufen. Eventuell sogar an Krücken oder im Rollstuhl sitzen. Wie gehe ich mit den Schmerzen um, die mich dadurch mein ganzes Leben begleiten werden? Eins steht für mich fest: Ich will zurück in meine

Unabhängigkeit. Dafür mache ich alles was notwendig ist. Tief in mir weiß ich, dass ich es schaffe. Was kann ich tun, dass ich trotz meiner Einschränkung fröhlich & motiviert bleibe? Ich möchte keine frustrierte Tante sein, die sich über alles beschwert & im Selbstmitleid versinkt.

Ich habe für mich einen Weg gefunden, wie ich mir trotz meiner Abhängigkeit von meinem Mann, meiner Familie, meinen Freunden & Kollegen, meine Fröhlichkeit & meinen Mut erhalte. Es ist eine Entscheidung.

Wir haben es selbst in der Hand. Es gibt zwei Möglichkeiten. Entweder wir bedauern uns selbst oder wir entscheiden uns aktiv zu werden, um unser Ziel zu erreichen.

Wenn du dich auf den Weg begeben & deine volle Kraft leben willst, dann ist dieses Buch genau das Richtige für dich.

Du schaffst alles, was du wirklich willst!

Alles Liebe

Deine Peggy

Ängste endlich überwinden

Seit Jahren habe ich diesen Zwang mir nach allem, was ich anfasse, hinterher sofort die Hände zu waschen. Angefangen hat das, als ich Anfang zwanzig war & als Neuwagenverkäuferin in einem Autohaus gearbeitet habe. Oh man, wenn Kunden Wartezeit überbrücken müssen, was die so alles währenddessen mit ihren Händen anstellen. Da wird sich im Schritt gekratzt, der Slip gerade gerückt oder das Hinterteil ausführlich gegrault. Wenn es ihm ganz langweilig war, bohrte sich der Finger fast bis ins Gehirn, um auch wirklich den ganz verborgenen der Nase zu entlocken. Plötzlich & unerwartet aus der Langeweile herausgerissen, wird er endlich aufgerufen. Völlig vergessen, in welcher Körperöffnung seine Finger gerade noch steckten, reicht er freundlich seine Hand zum Gruß.

Zwanghafter Händewaschen

Freundlich wird der Kunde begrüßt, mit Handschlag versteht sich. Es kostet mich jedes Mal Überwindung, mein freundliches Begrüßungsritual durchzuführen. Den Kunden zum Platz geführt, entschuldige ich mich für einen Moment. Der dringende Drang meine Hände mit klarem Wasser & wohlduftender Seife zu reinigen ist nicht mehr aufzuhalten. Fröhlich, mit einer Tasse Kaffee in der Hand komme ich zurück & wir setzen unser Gespräch fort.

Im Laufe der Jahre habe ich viele ähnliche Situationen bei meinen Kunden & die meiner Kollegen beobachtet. Wie ein Mantra schlich sich dieser Wunsch des Händewaschens in mein Gehirn. Viele Jahre habe ich fast zwanghaft danach gelebt. Zehn Jahre später habe ich es endlich kapiert, das kann unmöglich mein ganzes Leben so weitergehen. Ich möchte es mir endlich abgewöhnen. Nur wie? Es soll eine „Radikalkur“ sein.

Backpackerurlaub als Heilungsprozess

Es stellt sich heraus, dass Thailand ein großartiges Reiseziel für Backpacker ist. Dieses Land ist touristisch sehr gut erschlossen, so dass es sich wunderbar allein, zu zweit oder in einer Gruppe bereisen lässt. Mein Mann & ich verschaffen uns einen Überblick, was es bedeutet als Backpacker zu reisen. Wir lesen Reiseberichte, studieren Reiseführer & befragen Freunde die schon dort waren. Thailand hat so schöne Orte, dass wir ganz begeistert sind.

Wir thematisieren diese Reise immer mehr. Unser Reisefieber steckt an. Auf einmal ist ein befreundetes Pärchen durch unsere Berichte so begeistert, dass sie sich uns gern anschließen möchten.

Nun planen wir unsere Reise zu viert.

Im Zuge der Recherche stellt sich immer mehr für mich heraus, dass es genau der heilende Ort ist, den ich suche.

Thailand, das Land des Lächelns

Thailand ist bekannt für seine freundlichen Menschen, wunderschönen Strände, prächtigen Paläste, & seine vielfältigen Tempel mit ihren Buddhafiguren.

Die Hauptstadt Bangkok ist so vielseitig wie ein eigenes Land. Sie bietet eine ultramoderne Skyline, ruhige Siedlungen am Kanal & bekannte Tempelanlagen.

Es ist Ende Februar 2014, als wir endlich in unseren ersehnten Jahresurlaub nach Thailand fliegen. Wir wollen mit dem Rucksack durch das Land reisen. Weil wir Elefanten lieben, soll es in eines der Elefantencamps gehen. Dafür haben wir uns eins im Norden ausgesucht, was sehr auf die natürliche Haltung der Tiere achtet. Das Camp haben wir nie erreicht.

Traum nach Thailand zu reisen

Mein Mann & ich träumen schon ewig, nach Thailand zu reisen. Wir beschäftigen uns intensiv mit diesem Land. Selbst ein paar erste Worte wie Bitte, Danke, Hallo können wir bereits. Wir freuen uns total auf diesen Urlaub. Es gibt so vieles zu entdecken. Die wunderschöne Natur, das Meer, die fantastischen Strände, das leckere Essen, die große Vielfalt an Früchten & eine völlig andere Kultur. Wir sind total gespannt auf dieses Abenteuer.

Reiseplanung

Für unsere Reisevorbereitung kaufen wir einen Reiseführer. Damit können wir uns wunderbar eine eigene Reiseroute zusammenstellen. Für nähere Details an Orten die wir bereisen möchten, nutzen wir sehr gern Reiseberichte von Bloggern die bereits dort waren. Durch sie erfahren wir wertvolle Tipps, ohne dass uns gleich eine Reise verkauft wird.

Unsere Reiseplanung nimmt zwar mehrere Tage in Anspruch, erleichtert dann aber den Reiseablauf vor Ort.

Nach dem wir wissen wo wir hinwollen, buchen wir unsere Flüge über das Internet. Die Einreise für die deutschen Staatsbürger ist leicht. Es braucht lediglich nur einen gültigen Reisepass. Ein Visum ist nicht notwendig.

Der Abend vor der Abreise

Endlich ist es so weit. Die letzten Vorbereitungen laufen auf Hochtouren. Wir freuen uns riesig & sind total aufgeregt. Die Rucksäcke werden endlich gepackt, umgepackt, neugepackt bis sie endlich soweit fertig sind, dass wir auch von unterwegs bequem an alles notwendige herankommen.

Ein letztes Mal wiegen & doch noch etwas zurück lassen, ein letzter Check der Unterlagen & fertig. Jetzt sind wir startklar.

Tag der Abreise

Die letzten Lebensmittel im Kühlschrank verpacke ich uns als Reiseproviant. Schließlich sind wir die nächsten siebzehn Stunden unterwegs. Unsere Freunde holen uns von Zuhause ab. Gemeinsam laufen wir zum Bahnhof. Wir stehen an unserem Gleis, die Sonne scheint, es ist kalt & wir können es kaum erwarten, dass es endlich losgeht. Wir fahren mit dem Zug direkt zum Airport in Frankfurt. In den Nachrichten haben wir aufmerksam verfolgt, dass das Bodenpersonal einen Streik geplant hat. Bis jetzt gibt es keine Bestätigung, dass unser Flug auch davon betroffen ist. Wir vier sind einfach happy. Wir haben uns so viel zu erzählen, dass die Fahrt fast wie im Flug vergeht.

Airport & Streik

Am Airport angekommen sehen wir schon sehr viele Menschenschlangen an den Check-in Schaltern. Das ist kein gutes

Zeichen. Nach einer Stunde Wartezeit, ohne dass irgendetwas passiert ist, kommt die Nachricht über die Lautsprecher, dass heute kein Flugzeug mehr abhebt. Der Streik hat begonnen. Diese Situation ist für uns alle neu. Es bedeutet, dass wir eine Nacht in Frankfurt verbringen müssen & unser Flug erst morgen startet. Da wir einen Anschlussflug in Dubai haben, ist noch offen, inwieweit wir diesen am nächsten Tag bekommen.

Die Nacht verbringen wir in einem Hotel direkt am Airport. Die Fluggesellschaft übernimmt die kompletten Kosten für unsere Übernachtung & Verpflegung. Selbst der Transfer zum Hotel sowie zum Flughafen, wird organisiert.

Abflug nach Thailand

Am nächsten Tag geht es endlich los. Die Lage hat sich entspannt & auch die Wartezeit im Check-in verläuft normal.

Wir schlendern durch den Flughafen, kaufen uns noch einen kleinen Snack für später im Flugzeug & sind alle sehr froh, dass es jetzt losgeht.

Endlich Boarding, auf geht es in den Flieger. Wir werden sehr freundlich von den Stewardessen begrüßt. Am Sitzplatz angekommen, verstauen wir das Handgepäck & richten unserem Platz ein. Voller Vorfreude & den Reiseführer auf dem Schoß, kann es jetzt losgehen. Endlich schließen sich die Türen. Mein Mann schaut mich an, wir fallen uns in die Arme & küssen uns innig. Oh mein Gott, wir verschmelzen vor Liebe & Vorfreude. Es soll der genialste Abenteuerurlaub unseres Lebens sein. Oh man habe ich Schmetterlinge im Bauch.

Es geht los

Die Triebwerke starten & langsam rollen wir zur Startbahn. Je näher wir kommen, umso mehr umklammere ich den Arm meines Mannes. Ich mag die Startphase überhaupt nicht. Die

Beschleunigung drückt uns in die Sitze & bereits wenige Minuten später sind wir in der Luft. Langsam entspanne ich mich wieder.

Nachdem wir unsere Flughöhe erreicht haben, schalten sich die Anschnallzeichen aus & wir können uns wieder frei bewegen. In der nächsten halben Stunde werden die ersten Getränke & ein kleiner Snack gereicht.

Eine lange Zeit in der Luft

Die ersten drei Stunden vergehen relativ schnell. Wir unterhalten uns lange, studieren unseren Reiseführer & planen die ersten Tage. Vom vielen erzählen wird mein Mann langsam müde & er beschließt, ein Nickerchen zu machen.

Ich schaue aus dem Fenster, genieße Ferne & hänge meinen Gedanken nach. Monate lang haben wir uns auf diese Reise vorbereitet & jetzt ist es endlich so weit. Als ich so zu meinem Mann rüber schaue denke ich mir, was habe ich nur für ein Glück mit so einem großartigen Menschen zusammen zu sein.

Essen – eine schöne Abwechslung

Ich habe gar nicht bemerkt, dass ich auch eingeschlafen bin. Plötzlich werden wir geweckt & es wird uns etwas zu Essen gereicht. Ich bin überhaupt kein Freund von Flugzeugessen. Da das Essen eine schöne Abwechslung ist, picke ich auch ein wenig darin rum.

Inzwischen sind wir fast sechs Stunden in der Luft. Jetzt dauert es nicht mehr lange, bis wir Dubai erreichen.

Zwischenstopp Dubai

Der Flughafen ist echt bemerkenswert. Wir haben etwa drei Stunden Zeit, bevor unsere nächste Maschine nach Bangkok startet. Es macht Spaß das bunte Treiben zu beobachten & die beeindruckende Auswahl an Einkaufsmöglichkeiten, die internationalen Restaurants & Cafés zu erkunden.

Weiterflug nach Bangkok

Unsere Maschine startet pünktlich. Inzwischen ist es 21 Uhr Ortszeit & das Abendessen wird verteilt. Wir fliegen die ganze Nacht. Durch den Streik hat sich unsere Flugzeit verändert. Wir haben mit dieser Maschine das große Glück, dass sie nur halb voll ist. Das nutzen wir natürlich & verteilen uns auf die einzelnen Sitzreihen, um dort die nächsten vier, fünf Stunden entspannter zu schlafen. Dann gibt es schon wieder etwas zu essen. Inzwischen ist die Sonne aufgegangen. Es ist total schön, in den Sonnenaufgang zu fliegen. Ich schaue auf die Uhr. Wie schön, in einer Stunde sind wir da. Juhu, wie aufregend!

Jetzt werden an alle Passagiere Einreisezettel verteilt, die wir am Flughafen ausgefüllt abgeben müssen. Sie wollen von uns wissen, wie lange wir bleiben, wo wir uns aufhalten, ob wir Krankheiten haben & ob wir etwas ins Land einführen. Das Ganze auf Englisch. Das ist unsere erste Herausforderung. Wir sprechen nicht so gut Englisch. Mit etwas Unterstützung unserer Freunde ist das recht schnell geschafft.

Landeanflug auf Bangkok

Zum Glück haben wir einen Fensterplatz. Diese riesige Metropole wirkt sehr beeindruckend von hier oben. Was wir auf jeden Fall das nächste Mal anders machen ist, dass wir Plätze mit mehr Beinfreiheit auswählen. Wir haben beide lange Beine & auf die Dauer der Stunden fühlen wir uns sehr beengt in den normalen Sitzreihen. Einige der Reihen mit mehr Beinfreiheit sind sogar nur für zwei Sitzplätze ausgelegt, sodass sich der Aufpreis für den besseren Sitzkomfort auf jeden Fall lohnt, um entspannter zu reisen & anzukommen.

Ankunft in Thailand

Unsere Einreise verläuft normal. Die Behörden in Thailand, checken & stempeln unsere Pässe & kontrollieren unser Gepäck. Nachdem wir unsere Rucksäcke vom Gepäckband abgeholt haben, sind wir endlich draußen. Phu, was für eine schwüle Luft. Hier sind es knapp dreißig Grad & eine hohe Luftfeuchtigkeit. Es ist laut & hektisch. Willkommen in Bangkok.

Transfer zum Hotel

Wir rufen uns ein Taxi zum Hotel. Jetzt geht es los. Kein Preis ist fix. Die Thailänder handeln, was das Zeug hält. Das ist erstmal ungewohnt, macht aber auch Spaß. Wir sitzen zu fünft im Wagen. Es ist echt eng. Unsere Rucksäcke passen gerade so in den Kofferraum. Hier ist gefühlt alles kleiner als in Deutschland.

Am Hotel angekommen, werden wir sehr freundlich empfangen. Wir beziehen unsere Zimmer & ich denke mir so, okay meine „Challenge Backpackerurlaub“ startet genau jetzt. Das Zimmer ist sehr einfach. Es ist sauber & hat wenig Komfort, genauso sollte es sein.

Khao San Road, die berühmte Backpacker Straße in Bangkok

Müde von der langen Reise aber neugierig auf die Stadt, machen wir unsere erste Erkundungstour. Unser Hotel ist nicht weit von der Khao San Road entfernt. Als Backpacker wollen wir natürlich auch diese bekannte Straße kennenlernen. Also stürzen wir uns, wie schon viele vor uns, ins Getümmel. Die Straße an sich ist gar nicht so besonders. Es ist eher das Viertel & die Straßen ringsherum, die den Trubel erst sehenswert machen. Viele kleine Einkaufsstände, Restaurants, Garküchen, Massage- & Beautyläden locken Touristen, vorwiegend die Jugend, an. Meine erste Challenge an diesem Abend: Wir essen an einer kleinen Garküche, direkt auf der Straße zwischen Mopeds, Tuk Tuks & der Menschenmasse. Ein vergilbter Hocker & eine Bordsteinkante dienen uns als Sitzplatz während des Essens. Das war sehr ungewohnt aber auch irgendwie aufregend. Meine Hände, kann ich nirgends waschen & komischer Weise ist das plötzlich in Ordnung für mich.

Unser erstes Abenteuer

Etliche Tuk Tuk-Fahrer bieten sich als Reiseführer an, um Touristen verschiedene Orte zu zeigen & diverse Geschäfte anzufahren, in denen sie dafür Provisionen bekommen. Es kommt wie es kommen muss, unsere Freunde lassen sich überzeugen & möchten unbedingt, dass wir mitfahren. Zu viert ist es noch mal günstiger. Wir haben keine Lust, lassen uns aber nach einer Weile umstimmen. Mir sind die Tuk Tuks nicht ganz geheuer. Mein Mann hat eine Körpergröße von 1, 98 m & ist für diese Art Transportmittel eindeutig zu groß. Die Thailänder sind insgesamt viel kleiner & passen bequem in diese kleinen Fahrzeuge. Wir brauchen also zwei Tuk Tuks. Wie zwei Verrückte sausen beide Fahrer mit uns durch den Straßenverkehr. Wir wechseln kreuz & quer zwischen Mopeds, Autos & Bussen. Einmal fahren wir so knapp zwischen zwei Bussen hindurch, dass ich mich schon von diesem Leben verabschiedet habe.

Die Fahrer wagen riskante Überholmanöver, um zusammenzubleiben. Nicht, dass das schon gereicht hat, schleppen sie uns in ein Geschäft, wo wir eine Reise buchen sollen. Wir denken gar nicht dran & wollen uns verabschieden, als einer der Männer unsachlich wird. Jetzt reicht es! Mein Mann & ich verlassen den Laden. Kurze Zeit darauf kommen auch unsere Freunde raus. Das nenne ich mal einen Einstieg in eine völlig andere Kultur. Ab jetzt gehen wir es etwas langsamer an & ziehen erstmal zu Fuß durch die Straßen, zurück zu unserem Hotel.

Der erste Urlaubstag

Heute wollen wir mal richtig ausschlafen. Jetlag & die lange Reise stecken uns noch in den Knochen. Es ist früh am Morgen, als sich die ersten Gäste durch das Hotel bewegen. Es ist sehr hellhörig. Auf eine Dämmung wurde verzichtet, die Böden sind komplett gefliest & die Holztüren fallen mit einem lauten Knall ins Schloss. Hurra, der Tag hat begonnen. Wir sind müde aber auch neugierig. Um die Umgebung zu erkunden, stehen wir auf. Heute schauen wir uns den Königspalast an. Er ist wohl die bekannteste Sehenswürdigkeit Bangkoks. Natürlich wollen wir uns diese Sehenswürdigkeit nicht entgehen lassen.

Auf einem riesigen Gelände erstrecken sich etliche Gebäude in eindrucksvoller Architektur sowie Tempel mit komplexen Details. Unsere Tour, zieht sich über mehrere Stunden. Zwischendrin machen wir immer wieder eine kleine Pause, weil es einfach extrem heiß ist.

Die Tempel dürfen nur barfuß betreten werden. Vor den Türen reihen sich diverse Schuhpaare an. Mir gefällt das überhaupt nicht. Mein erster Gedanke „ Oh Gott Fußpilz". Aber ich bin ja hier, um mich auch diesen Ängsten zu stellen. Noch etwas vorsichtig laufe ich auf Zehenspitzen in diesen Tempel. Nach einiger Zeit habe ich meine Füße vergessen. Ich bin so fasziniert, welche Helligkeit hier strahlt & was ich für eine wunderbare Energie wahrnehme. Es ist so ein Frieden zu spüren, Wahnsinn. Es fühlt sich so warm an. So Willkommen. Die Klänge im Hintergrund, die wunderschönen Blüten & die wohlduftenden Räucherstäbchen auf den Altaren runden alles so wunderbar ab.

Es ist inzwischen späterer Nachmittag, als wir die Anlage verlassen. Jetzt wollen wir etwas essen & den Abend gemütlich ausklingen lassen. Am nächsten Tag soll es in einen Nationalpark gehen, der einige Stunden westlich von Bangkok entfernt liegt.

Die Schönheit des Landes hautnah erleben

Andere Länder andere Sitten. Die Reise in den Nationalpark buchen wir in einem großen Buscenter. Hier gibt es sehr viele Reiseanbieter, ähnlich wie die kleinen Reisebüros an den Airports. Wir buchen unsere Fahrt zum National Park Erawan bei einem Reiseanbieter, der diese Fahrt auch Einheimischen verkauft. Wir wollen die Welt der Einheimischen ein Stück besser kennenlernen. Als wir zur geplanten Zeit an unserer Abfahrtstelle ankommen, ist der Bus noch nicht da. Also lassen wir uns auf einer der Bänke nieder & warten. Es vergeht eine Stunde. Es vergeht eine weitere Stunde & immer noch ist kein Bus in Sicht. Es gibt auch keine Information, wie lange sich die Verspätung noch hinzieht. Der Bus hat drei Stunden Verspätung! Es ist ermüdend an einem Busbahnhof zu warten & nicht zu wissen, wann der Bus endlich kommt. Irgendwann machen sich die persönlichen Bedürfnisse bemerkbar. Der Gang zur Toilette lässt sich nicht mehr aufschieben. Ich beobachte das ein & ausgehen schon eine ganze Weile. Alle ziehen vor der Tür ihre Schuhe aus. Ich will das nicht. Nach einer weiteren Stunde halte ich es nicht mehr aus. Also gehe ich schwermütig zur Toilette, ziehe widerwillig meine Schuhe aus & gehe auf Zehenspitzen in den nassen, gefliesten Raum. Eine Reinigungskraft spült hin & wieder mit einem Wasserschlauch den Boden ab. Was es mir nicht unbedingt erleichtert. Mein Kopfkino läuft in den schillerndsten Farben. Mit einem gefühlt dicken Pelz an meinen Füßen, laufe ich zurück zu unserer Bank, zücke meine Reinigungstücher aus der Tasche & reinige intensiv meine Füße. Oh man, auf was habe ich mir hier nur eingelassen. Natürlich bleibt mein Vorgehen nicht unbeobachtet. Mein Blick in die Runde offenbart mir fragende Blicke, was ich da wohl treibe.

Endlich kommt der Bus & wir können starten. Sein gefühltes Alter liegt mindestens bei fünfzehn Jahren. Sein Komfort ist darauf ausgelegt, dass an der Decke vereinzelt alte, verstaubte Ventilatoren die Hitze erträglicher machen sollen. Der Boden ist aus Holz & teilweise so durchgelaufen, dass der Spalt zwischen den Brettern die vorbeiziehende Straße durchblicken lässt. Die Sitzreihen sind mit einfachen Metallsitzen bestückt, die so eng hintereinander stehen, dass wir unsere Mühe haben einigermaßen zu sitzen. Der hintere Teil des Busses hat eine freie Fläche für Gepäck & eine kleine Sitzbank. Das ist unser Platz. Hier können wir unsere Beine bequem ausrichten & haben gleichzeitig unser Gepäck im Blick.

Reisen mit den Einheimischen

Während wir durch die Stadt fahren, füllt sich der Bus nach & nach mit Schulkindern, die jetzt Schulschluss haben. Als wir Bangkok verlassen, ist der Bus bis auf den letzten Platz voll. Einige der Kinder sitzen hinten zwischen dem Gepäck auf dem Boden. Für zusteigende Gäste wird bereitwillig noch enger zusammengerutscht. Es gibt kein Gezanke, obwohl es teilweise sehr eng ist. Sie wirken glücklich. Sie erzählen & lachen miteinander. Immer wieder schauen sie uns mit ihren großen neugieren Augen an.

So fahren wir die nächsten Stunden Richtung Westen. Die vorbei ziehende Natur ist einmalig & wunderschön.

Nach & nach erreichen wir kleine Dörfchen & der Bus leert sich Stück für Stück. Die kleinen Ortschaften umfassen oft nicht mehr als fünf, sechs sehr einfache Holzhütten. Die Armut dieser Menschen ist hier offensichtlich.

Nach etwa vier Stunden erreichen wir endlich unser Ziel.

Erawan Nationalpark

Der Erawan Nationalpark ist ein sehr beliebtes Reiseziel & berühmt für seinen sieben-stufigen Wasserfall. Wir wollen zwei

Nächte bleiben. Da wir nicht vorgebucht haben, freuen wir uns riesig, dass wir zwei Bungalows bekommen. Denn die Alternative wäre in einem Zelt zu schlafen. Die Unterkünfte befinden sich mitten im Park, etwas abseits vom Hauptweg. Die separate kleine Parkanlage, in der die Bungalows stehen, ist wunderschön angelegt. Sie ist umreit von Bäumen & einer liebevoll angelegten Grünfläche.

Raus aus der Großstadt Bangkok, ist es paradiesisch schön. Hier ist so eine wundervolle Stille. Nur die Vögel & ein paar kleine Insekten sind zu hören. Herrlich!

Wanderung zu den Wasserfällen

Im Außenbereich direkt angrenzend am Parkplatz befinden sich kleine Hütten, wo wir frühstücken & zu Abend essen.

Heute steht die Tageswanderung zu allen sieben Wasserfällen an. Da der Park viele Bäume umfasst, ist hier die extreme Hitze nicht so spürbar. Wir laufen an kleinen & etwas größeren Wasserfällen vorbei, überqueren kleine Brücken, balancieren über einen riesigen Baumstamm & baden in einem der Wasserfälle. Natürlich sind wir auch ganz oben. Es hat schon etwas magisches hier zu baden. Das Wasser hat eine sehr angenehme Temperatur & bietet eine fabelhafte Abkühlung nach dem Anstieg. Da sich hier die meisten Gäste aufhalten beschließen wir, zu einem anderen Wasserfall zu gehen.

An diesem, können wir direkt vom Felsen ins Wasser zu rutschen. Was für ein Spaß. Knapp vier, fünf Meter lang, ist diese Rutschpartie. Wir bleiben noch eine Weile. Es ist einfach so schön hier. Am Rand hängen Lianen direkt am Wasser. Wir setzen uns auf eine Liane & schaukeln, die Beine in den Himmel gestreckt, direkt über das Wasser. Wow, es ist wie im Paradies.

Unsere Wege trennen sich

Unsere Reise geht weiter. Weil wir uns unterschiedliche Orte anschauen wollen, trennen sich unsere Wege für die nächsten Tage. Unsere Freunde möchten hier in der Nähe bleiben. Meinen Mann & mich zieht es in den Norden. Dort wollen wir in ein Elefantencamp & in die Berge. Es werden dort Wander- & Mountainbiketouren angeboten.

Wir entscheiden uns für eine Busreise, um nicht wieder zurück nach Bangkok zu fahren, um von dort aus zu fliegen. Es ist eine Nachtfahrt. Der Bus bietet reichlich Komfort. Ganz anders als der , auf der Hinfahrt. Wir haben eine Klimaanlage, bequeme Sitze bekommen einen Lunch. Ganze zwölf Stunden geht die Fahrt. Weit nach Mitternacht machen wir einen Zwischenstopp an einem Rasthof. Noch völlig verschlafen schleichen wir mit hinein. Einige der Mitreisenden nutzen das Essen, was im Preis enthalten ist. Diese Essensrunde setzen wir aus. Dafür sind wir einfach viel zu müde. Gegen sieben Uhr morgens erreichen wir Chiang Mai. Ein Taxi bringt uns zu unserem Hotel. Da es noch sehr früh ist, können wir unser Zimmer noch nicht beziehen. Also lassen wir unsere Rucksäcke an der Rezeption & ziehen los, um irgendwo zu frühstücken.

Chiang Mai im bergigen Norden Thailands

Nachdem wir landestypisch gefrühstückt haben, erkunden wir die Stadt zu fuß. Wir laufen durch kleine Gässchen, kommen an kleinen Wäschereien & diversen Minigeschäften vorbei. Schlendern über einen Markt der gerade öffnet & genießen das ruhige Treiben, da wir noch relativ allein sind.

Wir schauen uns einen der vielen Tempel an. Dieses Gelände ist parkähnlich angelegt. Ein großer Gong lädt förmlich ein, darauf zu schlagen. Wir halten uns zurück, denn hier herrscht so eine beruhigende Stille. Der Tempel selbst ist, wie die meisten, lichtdurchflutet. Es duftet herrlich nach Räucherstäbchen & lädt regelrecht zum Verweilen ein.

Auf unserer Erkundungstour sehen wir immer wieder kleine Massagesalons. Inzwischen hat es mich gepackt & ich will eins ausprobieren. Hier ist die Wartezeit etwa eine halbe Stunde. Darauf habe ich keine Lust. Also entscheide ich mich, mein Vorhaben noch einmal zu vertagen. Schließlich gibt es hier an jeder Ecke Massageangebote. Dazu soll es nicht mehr kommen. Heute schiebe ich nichts mehr auf. Wenn ich es jetzt machen möchte, dann mache ich es auch jetzt & nicht später.

Wir lieben Elefanten

Wir sind nach Chiang Mai gefahren, um in den Bergen eine Mountainbiketour zu machen & ein Elefantencamp zu besuchen. Es gibt unzählige Reiseveranstalter die diese Touren anbieten. Da wir Zeit haben, schauen wir uns verschiedene Angebote an. Bisher bietet nur einer diese Tour zu dem von mir im Vorfeld ausgewählten Elefantencamp an. Allerdings erst vier Tage später. Also suchen wir weiter, wer diese Tour außerdem anbietet. Inzwischen ist es abends. Wir kommen an einem Lokal vorbei, wo ausschließlich Einheimische essen. Ja, da wollen wir auch zu Abend essen. Wir setzen uns an einen Tisch. Neugierig & etwas ungläubig werden wir von den Menschen an den Nachbartischen beäugt. Die Bedienung spricht kein Englisch. Die Karte zeigt zwar Bilder des angebotenen Essens, aber auch die helfen uns nicht wirklich weiter. Also bestellen wir irgendwas & lassen uns überraschen. Es ist schon komisch etwas zu essen, was nicht eindeutig zu identifizieren ist. Geschmacklich ist es aber gut. Die Bedienung kann mit uns nichts anfangen & versucht uns, auch gar nicht weiter zu bedienen. Also essen wir auf & ziehen weiter.

Wir haben immer noch nicht die Reise in das Elefantencamp gebucht. Da wir nur drei Tage für Chiang Mai eingeplant haben, möchte ich gern das Camp am nächsten Tag besuchen. Also suchen wir weiter. Endlich, kurz vor Ladenschluss, gegen 21 Uhr, finden wir ein Reisebüro, was diese Tour anbietet. Wir buchen für morgen. Juhu, es hat doch noch geklappt. Zufrieden & in voller Vorfreude schlendern wir langsam zu unserem Hotel zurück. Wir kommen an einem Night Bazaar vorbei, der bis Mitternacht geöffnet hat. Es ist Freitagabend & hier ist volles Treiben. Die Essenstände dampfen. Es duftet überall. Nach genauerem Hinschauen wird hier wirklich alles, was irgendwie essbar ist, angeboten. Wir lassen uns inspirieren & probieren das ein oder andere. Wie krass, normalerweise würde ich dieses frittierte Essen überhaupt nicht essen. Aber heute probiere ich es aus. Und verrückterweise schmeckt es sogar richtig gut.

Wir laufen langsam zurück zu unserem Hotel. Es ist eine sternenklare Vollmondnacht. Glücklich fallen wir uns in die Arme & küssen uns innig. Hinter uns ist ein Tempel, vor uns eine kleine süße Gasse. Ach ja, es ist einfach schön.

In dieser Nacht kann ich überhaupt nicht gut schlafen. Immer wieder wache ich auf. Komisch, ich kann mir gar nicht erklären, warum.

Das Leben kann so schnell vorbei sein

Noch etwas müde aber voller Vorfreude, endlich die Elefanten zu sehen, gehen wir zum Frühstück. Es ist mein absoluter Traum, Elefanten in freier Wildbahn zu erleben. Das Camp befindet sich etwa eine Stunde außerhalb von Chiang Mai. Wir werden vom Veranstalter am Hotel abgeholt. Doch dann passiert etwas, was alles verändert.

Von einer Sekunde auf die andere ist alles anders

Pünktlich 9 Uhr holt uns der Reiseveranstalter an unserem Hotel ab. Er steigt aus einem Pick-up aus. In Deutschland ist es verboten während der Fahrt auf der Ladefläche zu sitzen, hier ist es ein übliches Transportmittel. Auf der Ladefläche sind zwei Sitzbänke montiert. An der Decke ersetzen zwei Haltestangen den Gurt.

Es begleitet mich ein mulmiges Gefühl, als ich mich auf meinen Platz setze. Aber ich schenke diesem keine weitere Bedeutung.

„Urlaubsmodus, mir kann nichts passieren, ist aktiviert„

Wir sind die ersten Gäste, also setze ich mich direkt hinter den Fahrer. Es trenne uns eine Metallwand. Mein Mann sitzt links neben mir. In den nächsten zehn Minuten sind alle Gäste an Board. Direkt gegenüber von uns, setzt sich ein schwules Pärchen & zwei weitere Gäste. Auf unserer Seite sitzen wir, stark zusammengerückt, zu fünft. Endlich geht es los.

Wir sind keine fünf Minuten unterwegs & noch mitten im Stadtverkehr, als es auf einmal einen riesen Schlag gibt.

Auf einmal ist alles anders

Wie unter einer Dunstglocke nehme ich die anderen wahr. Sie bewegen sich zeitlupenartig, stöhnen, jammern & entsetzt sehe ich, wie mein Mann extrem aus dem Mund blutet. OH NEIN!!! Mein erster Gedanke: Wir sind alle aufeinander gerutscht & jetzt wurde ihm die Lunge gequetscht. Das Blut strömt aus seinem Mund. Panisch spreche ich meinen Mann an, Schatz ist alles okay? Er gibt mir durch ein Kopfnicken zu verstehen, dass es ihm so weit gut geht. Das Blut kommt aus seiner Lippe, die er sich während des Aufpralls aufgebissen hat.

Nach & nach verlassen alle die Ladefläche. Jetzt bin ich dran. Ein stechender Schmerz durchzieht meinem rechten Arm, als ich versuche mich aufzustützen. So funktioniert es nicht. Okay, ich versuche es ohne. Aber auch das klappt nicht. Verdammt, ich kann meine Beine nicht mehr bewegen! Ich stehe unter Schock & kann die ganze Situation noch gar nicht greifen. Es geht alles so schnell. Bereits wenige Minuten später sind Sanitäter da, die mir helfen die Ladefläche zu verlassen. Ich habe starke Schmerzen. Sofort werde ich auf eine Trage gelegt & mit dem Krankenwagen in die Klinik gebracht.

Krankenhaus in Thailand – wirklich Horror?

Später erfahren wir, dass es zwei Schwer- & zwei Leichtverletzte gibt. Alle anderen sind glücklicherweise mit dem Schrecken davon gekommen. Der Platz direkt an der Trennwand stellte sich als der ungünstigste heraus. Keinerlei Aufprallschutz & ohne Polsterung. Urlaubsmodus schützt eben doch nicht immer & wenn ich mich an mein Gefühl als ich aufgestiegen bin zurück erinnere, hatte ich bereits eine Vorwarnung.

In der Notaufnahme

In der Notaufnahme sausen viele Schwestern um uns herum. Es geht alles ziemlich zügig. Ich werde geröntgt & meine Wunden werden vorsichtig versorgt. Bis jetzt bin ich mir sicher, dass ich mit Prellungen & dem Schrecken davon komme & wir heute das Krankenhaus wieder verlassen. Wenig später habe ich das Gespräch mit dem Arzt. Als er mit mir meinen Befund bespricht, nehme ich sein Stirnrunzeln zwar war, gebe diesem aber keinerlei Bedeutung. So schlimm wird es ja wohl nicht sein.

Als er weiterspricht & die Bemerkung „it's broken" fallen lässt, ist mein erster Gedanke: „Nein, das meint er nicht so." Ich gebe zu, mein Englisch ist nicht das Beste. Da ich innerlich noch so auf Urlaubsmodus ausgerichtet bin, bedeutet das garantiert etwas anderes. Meine Gedanken kreisen hin & her. It's broken hört sich zwar an wie „es ist gebrochen", aber ich rede mir gut zu & sage mir gedanklich „das heißt ganz sicher, es ist geprellt". Das ist zwar auch nicht schön, aber in diesem Moment für mich okay. Das gesamte Ausmaß ist mir in noch gar nicht klar & ich will auch keine andere Version. Inzwischen ist mein Mann mit seiner Behandlung fertig & kommt zu mir. Ich erzähle ihm von meinem

Befund. Irgendwie ist das alles gerade so unreal für mich. Ich glaube, der Schock sitzt mir noch tief in den Gliedern. An der Tatsache, dass it's broken wirklich das heißt was ich nicht hören will, kann ich nichts mehr ändern. Wir bekommen die Information, dass ich in der Klinik bleiben muss.

Mein Mann fährt in unser Hotel & holt unsere Sachen. In der Zwischenzeit werde ich auf ein Zimmer gebracht. Langsam dämmert es mir, dass die Lage ernster ist als ich es bisher zugelassen habe.

Unser zukünftiges „Hotelzimmer"

Also beziehen wir unser neues „Hotelzimmer", was wir liebevoll bei diesem Namen belassen. Das Zimmer ist sogar komfortabler als unser selbst ausgewähltes Backpackerhotelzimmer.

Jetzt wohnen wir in der 10. Etage & haben einen super Ausblick in die Berge. Das Zimmer ist klimatisiert & wir haben sogar einen Balkon. Es ist wie ein kleines Apartment eingerichtet. Es gibt einen Fernseher, ein Telefon, eine kleine Küchenzeile, einen Kühlschrank, eine Sitz- & Schlafecke sowie einen Sessel. Glücklicherweise darf mein Mann mit zu mir in dieses Zimmer einziehen. So sind wir wenigstens zusammen.

Der erste Eindruck dieses Krankenhauses ist alles andere als schrecklich. Hier arbeiten viele Schwestern & die Betreuung ist wirklich sehr freundlich. Selbst der Arzt schaut ein paar Mal nach mir. Es gibt einen Customer Service, eine sehr freundliche junge Dame, die sich um die ausländischen Patienten kümmert. Im Laufe des Tages bekomme ich die Nachricht, dass mein Schlüsselbein noch heute operiert werden muss. Oh je, mein erster Krankhausaufenthalt in meinem Leben, dann auch noch in Thailand & jetzt auch noch eine Operation! Ich habe ein paar Stunden Zeit, um mich an diesen Gedanken zu gewöhnen.

Da mir Vergleiche zu anderen Krankenhäusern fehlen, empfinde ich alles recht modern.

Meine Operation in Thailand

Es ist so weit. Eine Schwester schiebt mein Bett in Richtung Operationssaal. Verschwommen nehme ich meine Umgebung war. Ich muss meine Brille & Kontaktlinsen im Zimmer zurücklassen. Glücklicherweise begleitet uns die Dame vom der Customer Service bis zum Operationssaal & übersetzt die letzten Absprachen. Sie spricht zum Glück ein paar Worte deutsch.

Drei Stunden später werde ich zurück in unser Zimmer gebracht. Ich bin noch etwas benommen, aber es geht mir so weit gut. In der Nacht bekomme ich in regelmäßigen Abständen über eine Venenkanüle Schmerzmittel eingespritzt. Meinem Empfinden nach wird sehr oft geschaut, wie es mir geht. Am nächsten Morgen bekommen wir ein leckeres Frühstück. Das schöne in diesem Krankenhaus ist, es gibt eine Menükarte wie eine Speisekarte, von der man sich jeden Tag etwas Schönes aussuchen kann. Das Essen ist echt lecker.

Was rein geht, muss auch wieder raus

Schon bald steigt der Gedanke in mir auf, was rein geht, muss auch wieder raus. Aber wie? Ich bin in diesem Bett gefangen. Also überlege ich, wie lange ich wohl ohne Nahrungsaufnahme aushalten kann. Schließlich liege ich ja hier nur rum & verbrauche kaum Energie. Verheilen sollen meine Verletzungen aber auch, also muss ich doch etwas zu mir nehmen. Und so steht das Thema Bettpfanne auch irgendwann an. Natürlich soll mir dieses Hilfsmittel eine ganze Weile Gesellschaft leisten, aber wie es so schön heißt: „Not macht erfinderisch." Mit viel Überredungskunst bekommen wir einen Rollstuhl. Den ersten Versuch unternehmen wir mit dem erfahrenen Personal. Alle weiteren Male schaffen wir es allein. Von wegen Bettpfanne! Schnell sind wir ein eingespieltes Team.

Abhängigkeit - Ich brauche für fast alles Hilfe

Mein Bett ist wie ein komfortables Gefängnis. Für fast alles brauche ich Hilfe. Das ist für mich das Schlimmste. Fällt mir etwas herunter, muss es mir jemand aufheben. Muss ich auf die Toilette, brauche ich Unterstützung. Oh man, ich bin vollkommen abhängig. Es ist mir völlig unangenehm, immer wieder jemanden um etwas bitten zu müssen.

Völlig selbstlos ersetzt mein geliebter Mann zum Teil die Schwestern. Wir sind schon bald ein richtig eingespieltes Team. Hin & wieder schauen sie nach uns & haben ebenso ihren Spaß an unserem Teamwork. So eine Situation verbindet extrem & schweißt noch mehr zusammen.

Dinge, wie um eine Bettpfanne zu bitten & sie dann wieder holen zu lassen, ist mir bei den Schwestern schon unangenehm, aber vor meinem Mann ist mir das noch viel peinlicher. Ich lerne Vertrauen zu finden, dass dies nicht peinlich sein muss. Unser Zusammenhalt stärkt mich sogar, dran zu bleiben & nicht in Selbstmitleid zu verfallen. Ich lasse diese Situation nicht einfach über mich ergehen, sondern wirke aktiv mit. Sei es der Wille die Bettpfanne loszuwerden, Ideen zu finden so viel wie möglich Normalität reinzubringen & raus aus dieser Abhängigkeit zukommen. Es gibt noch so viel, wobei ich Hilfe brauche, aber ein paar Dinge möchte ich einfach wieder alleine machen können.

Unglücklicherweise bin ich diagonal kaputtgegangen, was nicht wirklich komfortabel ist & meine eigene Selbstständigkeit nicht unbedingt vereinfacht. So ist mein Aufenthaltsort für die nächsten elf Tage dieses Bett & für kurze Zeitfenster ein Rollstuhl. Ich liege ausschließlich in der Rückenlage. Diese Position ist auf Dauer zermürbend. Es geht kein Rechtsumdrehen, kein Linksumdrehen & keine Bauchlage. Die ersten beiden Tage sind noch erträglich.

Völlig überraschender Besuch

Erfreulicherweise bekommen wir am ersten Tag Besuch von dem

Reiseveranstalter. Aber nicht nur von ihm, sondern auch von der freundlichen Dame, bei der wir die Reise gebucht haben. Beide sind tief betrübt über diesen unglücklichen Vorfall. Von ihnen erfahren wir, dass es bis auf einen weiteren Gast, allen anderen so weit gut geht & dieser eine Verletzte mit Rippenbrüchen im Nachbarzimmer liegt. Sie haben uns Blumen & einen großen Obstkorb mitgebracht. Wir freuen uns über diese Geste. Damit haben wir überhaupt nicht gerechnet. Sie schildern uns den Unfallhergang, bei dem Glasscherben einen Reifenschaden & den damit verbundenen Aufprall vor eine Laterne verursacht haben sollen. So richtig eindeutig ist dieser Bericht zwar nicht, aber es ist nun einmal geschehen & ändern können wir es auch nicht mehr. Es ist richtig zu spüren, dass es ihnen eine Herzensangelegenheit & nicht nur ein Pflichtbesuch ist. Sie bleiben noch ein Weilchen.

Am dritten Tag klopft es erneut an unsere Tür. Diesmal ist es Josef. Er ist ein Auswanderer aus Deutschland & ein guter Freund der Dame aus dem Reisebüro. Sie haben sich über den Unfall unterhalten & sie erzählte ihm, dass seine Landsleute in Chiang Mai im Krankenhaus liegen. Total schön, danke Josef! Für deinen Besuch. Durch ihn erfahren wir noch einiges über die Stadt & ihre Umgebung. Es ist schön Besuch zu bekommen, gerade weil wir hier völlig fremd sind.

Ausflüge vom Krankenhaus aus

Mein Mann Steffen hat sich unter anderem starke Prellungen am Rücken zugezogen. Das Laufen fällt ihm dadurch noch schwer. Am dritten Tag will er endlich raus & die Gegend erkunden. Mit der Kamera ausgestattet, ist er von nun an draußen unser beider Auge.

Der Stadtverkehr ist tagsüber sehr voll & ein Seitenwechsel auf die andere Straßenseite ist gar nicht so einfach. Teilweise bleibt einem nichts anderes übrig, als zwischen den Autos durchzurennen, da der Verkehrsfluss nur an wenigen Stellen durch Ampeln gestoppt wird. Außerdem wechseln Autos, Tuk Tuks, Mopeds & Busse die Spuren gefühlt kreuz & quer. Was es einem als Fußgänger nicht unbedingt leichter macht.

Es ist inzwischen Abend, als Steffen seinen ersten Ausflug startet. In den Abendstunden sind die Straßen leerer & es ist nicht mehr so extrem heiß. Heute ist Nachtmarkt. Hier wollten wir ursprünglich gemeinsam hin. Jetzt filmt Steffen alles mit der Kamera, sodass ich trotzdem etwas von dieser Stadt kennenlerne.

In den nächsten Tagen erkundet er so Stück für Stück die Umgebung. Am siebten Tag bucht er für sich eine Mountainbiketour in den naheliegenden Bergen. Der Veranstalter holt seine Gäste immer an ihrem Hotel ab. Er schaut nicht schlecht, als er von der Unterkunft meines Mannes erfährt. Lustig, jetzt wird mein Mann für eine Downhill Tour vom Hospital abgeholt & unverletzt wieder zurückgebracht.

Alltäglichkeiten werden zur besonderen Herausforderung

Bisher darf ich mein Bett nur sehr begrenzt verlassen. An meinem Bein hängt ein Gewicht, um den Knochenbruch in meinem Becken etwas auszurichten.

Da meine Wunde am Schlüsselbein nicht nass werden darf, ist Duschen & Haare waschen bisher tabu. Leider habe ich am Abend vor unserem Ausflug die Entscheidung getroffen meine Haare nicht mehr zu waschen, weil wir mit den Elefanten baden wollten. Heute sind sie mindestens drei Tage überfällig & das Bedürfnis wächst immer stärker, wieder frisch gewaschene Haare zu haben. Inzwischen schmerzt auch meine Kopfhaut. Ich habe sehr dicke & lange Haare. Da ich bis jetzt immer noch nicht aus meinem Bett raus darf, beschließen mein Mann & ich meine Haare im Bett zu waschen. Wir haben schließlich eine kleine Küchenzeile, in der sich glücklicherweise zwei kleine Schüsseln befinden. Außerdem haben wir eine Sitzecke mit einem Hocker.

Ich wechsle meine Position im Bett von längs zu quer. Meine Füße liegen jetzt auf diesem Hocker. Jetzt heißt es Bauchmuskeln anspannen, um meinen Kopf für die nächsten Minuten über der Schüssel zu halten. Es ist so lustig & anstrengend zugleich. Erst einmal müssen meine Haare nass werden. Als das endlich geschafft ist, Shampoo rein, waschen & alles wieder ausspülen. Steffen hält mit einer Hand die Schüssel & mit der anderen unterstützt er mich. Es ist witzig, sich mit der eigenen & einer fremden Hand die Haare zu waschen. Zwischendrin das Wasser austauschen, auffüllen & dabei die ganze Zeit den Kopf hochhalten, ist mega anstrengend. Lange, dicke Haare, können nass echt ganz schön schwer werden. Endlich haben wir es geschafft. Was für ein Kraftakt. So, jetzt noch schnell alles zurück an seinen Platz, bevor die Schwester reinkommt. Jetzt fühle ich mich großartig.

Bisher habe ich dem Haare waschen noch nie eine größere Beachtung geschenkt. Waschen, föhnen, kämmen, fertig. Jetzt, wo ich es nicht mehr ohne Hilfe kann, spüre ich so ein Glück & eine große Dankbarkeit wie schön es ist, frisch gewaschene Haare zu haben.

Einige Tage später erfahren wir, dass es sogar einen Friseurservice für die Patienten gibt. Wie wunderbar. Sie wäscht mir die Haare direkt am Kopfende, sodass ich komplett liegen bleiben kann. Da hätten wir auch draufkommen können. Aber zu diesem Zeitpunkt war alles noch so neu für uns.

Endlich wieder duschen

Inzwischen liege ich seit vier Tagen ausschließlich auf dem Rücken. Nicht nur das ich mittlerweile starke Rückenschmerzen habe, beginnt sich meine Haut stellenweise leicht zu entzünden. Ich will unbedingt duschen. Im Bett gewaschen zu werden habe ich langsam satt. Da mein Rücken immer schlimmer wird, kann ich den Arzt überzeugen. Ich bekomme ein wasserfestes Pflaster.

Juhu, endlich darf ich duschen.

Die nächste Herausforderung ist das Badezimmer. Es ist nicht behindertengerecht gebaut. Zur Dusche gibt es noch eine Stufe zu überwinden & mein Rollstuhl passt nicht rein. Steffen schiebt mich bis zu dieser Stufe & stützt mich, damit ich den Schritt in die Dusche schaffe. Da ich nur das eine Bein belasten & ausschließlich den gesunden Arm bewegen darf, ist die ganze Angelegenheit ziemlich wackelig. Steffen steht mir auch hierbei hilfreich zur Seite. Etwas erschöpft aber glücklich liege ich danach wieder in meinem Bett. Jetzt muss ich mich tatsächlich vom Duschen ausruhen.

Alltag im Krankenhaus

Die täglichen Abläufe wiederholen sich. Glücklicherweise verbessert sich unser beider Zustand zunehmend, sodass Steffen weitere Ausflüge unternehmen kann. Er bringt uns dann immer eine Kleinigkeit mit. Mal eine Suppe aus einer der Garküchen, mal Obst & natürlich Schokolade. Für mich ist das eine super Abwechslung, denn hier rumzuliegen, lesen & fernsehen ist auf Dauer anstrengend & langweilig.

Inzwischen halte ich es etwas länger im Rollstuhl aus, sodass wir jetzt zumindest das Krankenhaus gemeinsam erkunden können. Wir fahren mit dem Fahrstuhl hinunter ins Erdgeschoss & endlich geht es für mich auch mal vor die Tür. Seit Tagen spüre ich das erste Mal wieder diese schwüle Hitze auf meiner Haut. In unserem klimatisierten Zimmer habe ich sie fast vergessen. Ein anderes Mal besuchen wir das schwule Pärchen im Nachbarzimmer. Wir erfahren, dass sich einer der beiden bei unserem Unfall mehrere Rippen gebrochen hat. Er saß mir im Wagen gegenüber, ebenfalls direkt an der Metallwand & sein Mann neben ihm. Er trägt ähnliche Verletzungen wie Steffen.

Dank Internet, können wir unsere Familien & Freunde in Deutschland auf dem Laufenden halten. Meine Eltern haben sich sogar dafür extra ein Smartphone gekauft. Jetzt können wir wunderbar darüber kommunizieren.

Tablettenwahnsinn

Nachdem Steffen in der Notaufnahme versorgt wurde, bekommt er am Unfalltag einen etwa A5 großen Beutel, gefüllt mit Schmerzmitteln & anderen Medikamenten. Die Tabletten sind lose in eingeschweißten Tüten verpackt. Pro Tüte sind es mindestens 50 Stück. Wer soll das alles einnehmen? Wir sind echt geschockt über diese Mengen. Da ich in die Klinik vorübergehend eingezogen bin, bekomme ich meinen Anteil portioniert & zwar mehrfach täglich. Die ersten beiden Tage nach meiner Operation bekomme ich das Schmerzmittel intravenös. Das finde ich klasse! Damit bin ich schmerzfrei. Ich habe das riesen Glück, dass ich bereits am zweiten Tag ohne Schmerzmittel auskomme. Somit entfernen sie mir die Venenkanüle. Jetzt starten sie mit mir ihren Medikamentenmarathon. Meine erste Ration bekomme ich gegen 5 Uhr morgens, gegen 9 Uhr die Zweite, mittags die Dritte, nachmittags die Vierte, abends die Fünfte & für die Nacht gibt es die Letzte. Das wiederholt sich die nächsten Tage. Allein diese Menge ersetzt eine ganze Mahlzeit. Die meinen es echt gut mit einem. Getreu dem Motto „viel hilft viel". Diese Menge an Tabletten kann ich unmöglich alle einnehmen. In sehr kurzer Zeit entwickelt sich ein richtiges Sammelsurium. Ich weiß nicht was das alles für Pillen sind & mein Gefühl signalisiert mir, Achtung! Diesmal höre ich drauf. Da ich sehr viel Zeit habe, recherchiere ich die Namen der Tabletten im Internet. Ich verstehe nicht, warum ich die alle nehmen soll. Dann weisen die auch noch viele Nebenwirkungen auf. Nein, ich lasse sie weg. Mir geht es schließlich gut.

Einmal sind wir nicht schnell genug sie zu verstecken, als eine der Schwestern den Berg an Tütchen sieht. Sie schimpft mit mir. Zum Glück verstehe ich nicht alles was sie sagt. Sie spricht ja nicht in meiner Sprache mit mir. Als der Arzt zur Visite kommt, bekomme ich erneut Ärger. Er versucht mir in Englisch zu erklären, warum die Tabletten wichtig für mich sind. Es ist gar nicht so einfach, diese ganzen Fachbegriffe zu entschlüsseln. Teilweise tippe ich die Begriffe in meinen Übersetzer ein, um seine Argumente nachzuvollziehen. Aber auch ich halte mit Argumenten entgegen & kann meine Ration zumindest um die Hälfte minimieren. Da meine Blutwerte noch Entzündungswerte aufweisen, stimme ich widerwillig bestimmten Tabletten zu.

Als ich erneut eine Sorte liegen lasse, stellt sich eine Schwester an mein Bett, reicht mir Wasser sowie die Tablette & deutet darauf hin, dass ich sie jetzt vor ihren Augen nehme. Phu, die meint es echt ernst.

Leider habe ich mir jetzt auch noch etwas eingefangen & benötige zusätzlich ein Antibiotikum. Dieser Unannehmlichkeit schließt sich gleich die nächste an. Wenn der WC-Gang schnell eingeleitet werden muss, kann dies in meiner Lage zum Verhängnis werden. So schnell komme ich allein nicht aus dem Bett, in den Rollstuhl & aufs WC. Jetzt sind schnelle & routinierte Handgriffe gefragt. Das ganze spielen wir fast drei Tage, bis sich mein Darm so langsam wieder beruhigt.

Die Verständigung mit den Schwestern ist teilweise sehr lustig. Mein Englisch ist stark ausbaufähig, das der Schwestern allerdings auch. Da die Betonung der Thailänder etwas anders ist, hat es ein bisschen Zeit gebraucht, bis wir uns besser verstehen. Wenn wir gar nicht weiterkommen, nutzen wir die Übersetzer an unseren Smartphones. Die Schwestern übersetzen ins englische & ich ins deutsche sowie umgekehrt. Damit haben wir großen Spaß. Sie haben zwar viel zu tun, aber trotzdem ausreichend Zeit für solche Dinge. Zum Glück gibt es hier viel Personal.

Auslandskrankenversicherung

Gleich am ersten Tag nach dem Unfall, nehme ich Kontakt zu

meiner Auslandkrankenversicherung auf. Bin ich froh, dass wir sie noch abgeschlossen haben. Beinahe hätten wir das vergessen. Das wäre jetzt echt fatal. Der Jahresbeitrag ist sehr beschaulich & der Nutzen fast unbezahlbar. Die netten Herrschaften der Versicherungsgesellschaft, mit denen ich im Laufe der Tage immer wieder telefoniere, kümmern sich sehr umfassend. Da ich eine gute Versorgung in diesem Krankenhaus erfahre, wird eine übermäßige Eile für meine Rückreise nicht forciert. So verbringe ich elf Tage in dieser Klinik, bis ich nach Deutschland zurück gebracht werde. Über die Versicherung stehe ich telefonisch vorwiegend mit der gleichen Ärztin in Kontakt. Sie informiert sich regelmäßig nach meinem Wohlergehen & benachrichtigt entsprechend meinen Arzt vor Ort. Das ist für mich sehr hilfreich, da sie mit ihm viel besser englisch sprechen kann als ich. Die Nachfrage, ob ich Thrombosespritzen bekomme, verneine ich. Es stellt sich heraus, dass Thailänder genetisch dafür nicht anfällig sind. Also wurde es bisher bei mir auch nicht berücksichtigt.

An einem Nachmittag kommt eine Schwester mit orthopädisch unterstützenden Feinstrümpfen in 40 DEN an mein Bett. Sie hat vermutlich noch nie solche Strümpfe gesehen. Als sie mir diese Strümpfe anzieht, ist sie ganz fasziniert. Immer wieder streicht sie mir über die Beine. Am achten Tag bekomme ich tatsächlich meine erste Thrombosespritze. Sie nehmen die Sache tatsächlich ernst.

Im Hintergrund läuft die Planung meiner Rückreise. Bald erfahre ich, dass mich ein Arzt aus der Klinik abholt & bis nach Deutschland begleitet. Logistisch sind viele Schnittstellen zu verknüpfen. Ein Arzt, der mich in der Klinik abholt. Der Krankentransport zum Flughafen. Die Informationen mit dem Flugpersonal, meine Ankunft am Flughafen in Bangkok, der medical airport service im Flughafengelände, der mich via Fahrstuhl ins Flugzeug bringt, die Mitarbeiter am Flughafen in Frankfurt, die Fahrer für den Krankentransport zum Krankenhaus in meiner Heimatstadt bis hin zur Anmeldung in der Klinik in Erfurt. Von all dem bekomme ich noch nichts mit. Diese Ausführlichkeit erlebe ich live. Dazu komme ich aber noch.

Die letzten Tage

Mein Abreisetermin ist vor unserem regulären Rückreisedatum. Da wir nicht die gleiche Auslandskrankenversicherung haben, wird durch meine Versicherung auch kein gemeinsamer Rückflug organisiert. Wir versuchen allein die Rückreise für Steffen zu organisieren, aber es ist sehr viel umständlicher als wir dachten, sodass wir uns letztendlich für die getrennte Rückreise entscheiden. Steffen fliegt für die letzten Tage zu unseren Freunden in den Süden, um mit ihnen die restlichen Urlaubstage zu verbringen & mit ihnen gemeinsam zurück zu fliegen.

Zwei Tage vor meiner Rückreise geht es mir nicht so gut. Ich bekomme Fieber & mein Darm zwingt mich oft aus dem Bett. Die Schwestern kümmern sich rührend um mich. Fast alle zwei Stunden kontrollieren sie meine Temperatur & versuchen alles Mögliche, um mein Fieber zu senken. Endlich gelingt es ihnen & so geht es mir am Nachmittag vor meinem Abreisetag wieder deutlich besser.

Auf geht es ins Einkaufszentrum

Da Steffen die Umgebung inzwischen gut kennt & das Einkaufszentrum ein vielseitiges Angebot präsentiert, empfinden wir die Idee Kuchen zum Kaffee zu essen, als äußerst attraktiv. Mir geht es wieder gut & bisher, bin ich noch nicht weiter als bis vor die Eingangstür gekommen. Mein Mann & ich schauen uns an & ohne weiter zu überlegen entscheiden wir, wir essen den Kuchen dort. Ohne weiter darüber nachzudenken, setzen wir den Plan um. Ich ziehe mir ein anderes T-Shirt an, Steffen setzt mich in den Rollstuhl, darin sind wir inzwischen perfekt & dann geht es fast los. Eine Schwester kommt gerade rein & bringt mir wieder

Tabletten. „Juhu!“ In den Startlöchern stehend, meint Steffen in seiner fröhlichen Art zu ihr, wir gehen jetzt shoppen. Sie schaut uns irritiert an, nimmt seine Aussage aber nicht für ernst. Stattdessen erinnert sie uns freundlich an das Abendessen. Regulär darf ich die Klinik nicht verlassen. Egal, jetzt geht es trotzdem los. Ist das aufregend! Als wir am Schwesternzimmer vorkommen, verabschieden wir uns fröhlich & ziehen weiter. Da wir das in den letzten Tagen immer wieder mal gemacht haben, gibt es für sie keinen Grund zur Beunruhigung. Bisher sind wir allerdings nur im Haus unterwegs gewesen. Was wir jetzt vorhaben, weiß keiner.

Manchmal müssen es andere Wege sein

Mit dem Fahrstuhl fahren wir die zehn Etagen runter & dann geht es raus. Der Nachmittagsverkehr quetscht sich durch die Straßen. Da die Bordsteine sehr hoch sind, ständig ein Absatz kommt oder ein Baum den Weg für den Rollstuhl unpassierbar macht, entscheiden wir uns letztendlich für die Straße. So reihen wir uns mit in den fließenden Straßenverkehr ein. Als die langsamsten Verkehrsteilnehmer, bleiben wir am äußersten Rand. Das funktioniert wunderbar. Zum Glück ist es nicht so weit. An der nächsten Straßenecke biegen wir ab & schon sind wir auf dem Parkplatz vom Einkaufszentrum. Der Untergrund ist sehr holperig. Jede Erschütterung, jedes Lachen, husten, niesen ist für mich der absolute Supergau. Wenn ich auch sonst schmerzfrei bin, aber das tut mir richtig weh. Mein Becken ist ja nach wie vor gebrochen. Am Einkaufscenter angekommen, suchen wir einen Weg ohne Treppen. Behindertengerechte Wege sind hier nicht sehr ausgeprägt. Am Seiteneingang finden wir eine lange steile Rampe. Für mich alleine hier runter zu kommen, wäre undenkbar. Ich würde unten an der Wand einfach aufprallen. Es gibt keine Möglichkeit auszurollen oder um eine Kurve zu fahren. Nur eine blanke Wand am Ende der Rampe. Zum Glück sind wir zu zweit.

Drin im Center, ist alles einfacher. Es gibt barrierefreie Wege, die Gänge sind breit genug & so können wir erst einmal entspannt eine Runde drehen. Kuchen gibt es natürlich auch, deswegen sind wir ja hier.

Essensmeile

In der Mitte des Centers entdecken wir eine Essensmeile, die vorwiegend von Einheimischen genutzt wird. Quadratisch angeordnet reihen sich eine Vielzahl von verschiedenen Garküchen an. In der Mitte befinden sich Tische & Stühle. An der Stirnseite gibt es einen Kassenstand. Hier werden Gutscheine verkauft, mit denen an den einzelnen Garküchen das Essen bezahlt wird. Da wir dieses System nicht kennen, nehmen wir auch erst mal den Kassenstand nicht wahr. Ein freundlicher Herr, er hat sein Essen bereits bekommen, spricht uns an. Er erklärt uns, was es mit dem Kassenstand auf sich hat, empfiehlt uns das ein oder andere Gericht & macht uns etwas Platz, damit wir mit dem Rollstuhl an einen Tisch herankommen. Eine sehr schöne Geste. Überhaupt sind alle sehr freundlich. Jetzt sitzen wir gemütlich an unserem Tisch & genießen unser thailändisches Essen. Dieser Moment ist einfach nur himmlisch. Kein Krankenhaus, keine Schwestern, einfach einen Augenblick Normalität.

Nach dem Essen schlendern wir durch den Supermarkt, ich will den Schwestern unbedingt als kleines Dankeschön, etwas schenken. Jetzt geht es wieder zurück. Erst die Rampe hoch, dann über den unebenen Parkplatz bis hin zur Straße. Es ist inzwischen schon sehr dämmrig geworden. Wir haben kein Licht & müssen auch noch auf der Straße, entgegen der Fahrtrichtung, wieder zurück, da der Fußweg für uns unpassierbar ist. Das ist jetzt echt aufregend. Mit den Armen in der Luft wedelnd, mache ich auf uns aufmerksam. Mit der Hoffnung, dass jeder Fahrzeugführer auch nach vorne schaut. Es sind aufregende Minuten. Dann haben wir es geschafft. Wir kommen unversehrt an der Auffahrt zur Klinik an. Was für eine Erleichterung. Als wir auf unserer Station ankommen, bemerken wir bei den Schwestern eine gewisse Unruhe aber auch Erleichterung. Aufgeregt werden wir gefragt, wo wir so lange waren. Wir sagen ihnen, dass wir shoppen waren. Oh je, eine der Oberschwestern schimpft uns aus. Wir versichern ihr, dass es mir gut geht. Die Lage entspannt sich etwas. Wir verschwinden auf unser Zimmer, um nicht weiteren Unmut auf uns zu ziehen. Unser Ausflug war eine echte Bereicherung. Es hat so viel Spaß gemacht. Erst hinterher haben wir darüber nachgedacht, was alles hätte passieren können. Wir kommen zu dem Entschluss, zu viel nachdenken kostet auch Erlebnisse & Lebensfreude. Schließlich funktioniert das meiste.

Abschied nehmen

Am nächsten Morgen heißt es Abschied nehmen. Steffen hat einen Flug nach Krabi gebucht & muss bereits gegen 10 Uhr los. Mein Flug geht erst am Abend. Inzwischen bin ich fit genug, mit dem Rollstuhl alleine klarzukommen. So kann ich mich zumindest allein um die letzten Vorbereitungen kümmern. Gegen Mittag trifft der Arzt ein, der mich nach Hause begleitet. Er selbst macht gerade Urlaub in Thailand, den er für mich die nächsten zwei Tage unterbricht. Da noch ausreichend Zeit ist, geht er für paar Stunden in die Stadt.

Am Nachmittag klopft es an meiner Tür. Ich bekomme tatsächlich heute noch einen Überraschungsbesuch. Es ist die Dame aus dem Reisebüro. Sie bringt mir, zusammen mit ihrer Tochter, Muffins & Thaifertiggerichte. Was für eine Überraschung. Ich erzähle ihr, dass ich heute zurück nach Deutschland fliege. Sie bleiben noch eine Weile bei mir & wir erzählen über dies & das. Ich freue mich wirklich sehr, dass sie mich noch einmal besucht. Ihre Tochter ist ganz bezaubernd. Da ich bereits auf gepackten Taschen sitze, kann ich das ganze Essen gar nicht komplett verbrauchen bzw. mitnehmen. Also schenke ich es den Schwestern. In der Tat freuen sie sich sehr darüber. Teilweise kann ich gar nicht zuordnen, was es genau für Gerichte sind. Aber an in ihren strahlenden Augen kann ich sehen, dass es etwas Besonderes ist.

Schwer verletzt, fliege ich zurück nach Deutschland

In Begleitung des Arztes, verlasse ich auf einer Trage die Klinik. Auf dem Parkplatz wartet bereits der Krankenwagen auf uns. Das Personal ist sehr freundlich. Am Flughafen werden wir schon erwartet. Der Arzt kümmert sich um den weiteren Ablauf. Etwas später befinden wir uns in der Business Lounge.

Rückreise aus einer anderen Perspektive

Gegen 17 Uhr beginnt meine Rückreise. Eine Schwester schiebt mich auf einer Liege durch das Krankenhaus. Mein Gepäck begleitet mich in einem Einkaufswagen. Wir machen einen kurzen Zwischenstopp an der Kasse. Ich bezahle unser Essen & nehme meine Unterlagen entgegen. Bis zum Flughafen begleiten uns weitere drei Helfer. Am Flughafen in Chaing Mai wechsle ich von der Trage in einen Rollstuhl. Mein Arzt erledigt alle weiteren Wege. Währenddessen nimmt sich mir ein Mitarbeiter des Flughafenpersonals an & führt mich zügig durch alle Sicherheitskontrollen. Am Gate haben wir noch eine gute Stunde Zeit & können uns in der Lounge etwas entspannen. Für das Flugzeug werde ich extra in einen sehr schmalen Rollstuhl gesetzt, da die Gänge ja sehr eng sind. Zügig geht es mit dem schmalen Gefährt in den hinteren Teil des Fliegers. Dabei achte ich peinlich darauf, alle Gliedmaßen eng beieinander zu halten. Die kleinste Bewegung & ich bleibe an einem Sitz bzw. an einer Rückenlehne hängen.

Mein Platz ist bereits aufgebaut. Es handelt sich um eine Liege, die über einige Sitzplätze in den hinteren Reihen befestigt wurde. Aus dem Rollstuhl auf die Liege, gilt es etwa einen Meter zu überwinden. Noch denke ich mir nichts dabei. Als mir der Arzt aus dem Rollstuhl hilft, kann ich mich nicht einfach umsetzen. Die Liege ist zu hoch. Er nimmt mich auf den Arm & hebt mich nach oben. In diesem Moment habe ich das Gefühl, es zerreißt mir den Unterleib. Damit hat keiner gerechnet. Nachdem der Schmerz nachlässt, werde ich auf der Liege für den Flug vorbereitet. Ich bin mir nicht sicher, ob sie wirklich gepolstert ist. Wie auf einem Brett, angeschnallt liegend, ergebe ich mich meinem Schicksal. In der Zwischenzeit nehmen alle anderen Passagiere ihren Platz ein. Natürlich werde ich neugierig beäugt. Es vergeht noch eine ganze Weile, bis wir endlich starten. Der Flug geht ungefähr eineinhalb Stunden. Mir tut jetzt schon alles weh. Mein Arzt spricht mir Mut zu. Der Airbus ist komfortabler. Das beruhigt mich & lässt eine gewisse Vorfreude in mir aufsteigen.

Der Start reist mich aus meinen Gedanken. Wir rattern auf das Startfeld. Im Zuge der absoluten Beschleunigung erhöht sich das Rattern so stark, dass ich das Gefühl habe, zeitnah von dieser Liege zu stürzen. Glücklicherweise bin ich angeschnallt. Erleichterung macht sich in mir breit, als wir vom Boden abheben. Langsam entspanne ich mich wieder. Da wir jetzt oben sind, müssen wir auch irgendwann wieder runter. Diesem Gedanken möchte ich noch gar keinen Raum geben. In sitzender Position empfinde ich den Moment der Landung & des starken abbremsen, schon als äußerst angespannt. Meine liegende Variante erhöht dieses Empfinden um ein vielfaches. Als der Landeanflug naht, schießen mir die wildesten Gedanken durch den Kopf. Die dünnen Streben zur Befestigung meiner Liege wirken nicht besonders vertrauenserweckend. Ich sehe mich schon wie eine Rakete durch den Flieger schießen. Glücklicherweise verlasse ich samt Liege meinen Platz nicht.

Als alle Passagiere ausgestiegen sind, werde ich mit einer mobilen Trage abgeholt. Das Flugpersonal in Bangkok ist über meine Ankunft informiert. Mein Krankentransport zum nächsten Gate, steht bereits startklar am Flugzeug. Bist du schon einmal mit einem Flugzeug verreist? Dann weißt du, dass die Gänge als auch die Türen sehr eng gebaut sind. Gespannt beobachte ich die geschickten Handgriffe der Mitarbeiter, wie sie mich samt Liege aus dem Flugzeug herausholen. Mit dem Krankentransport geht es erst einmal zum Airport Hospital. Dort gibt es einen kleinen Wartebereich für Patienten, die nicht weglaufen können. Dieser kommt einer (aufgeräumten & sauberen) Abstellkammer gleich. Mein begleitender Arzt überzeugt mit Engelszungen den medizinischen Service, dass wir unseren zweistündigen Aufenthalt lieber in der Lounge, als hier verbringen & auf jeden Fall rechtzeitig wieder zurück sind. Er braucht viele Argumente bis es ihm schlussendlich gelingt. Endlich dürfen wir das kleine Hospital verlassen.

Die Lounge ist sehr schön. Hier ist alles in warmem Licht gehalten, die Einrichtung ist gemütlich & es gibt ein vielseitiges Buffet. So lassen sich die Stunden vor dem Start gut aushalten.

Im Airbus

Natürlich sind wir rechtzeitig wieder zurück. Ein Ärzteteam begleitet uns bis ins Flugzeug. Erst mit dem Krankenwagen über das Rollfeld zum Flieger, von dort aus mit einem Fahrstuhl ins Flugzeug. Das ist echt aufregend. Das Ärzteteam ist superfreundlich & sehr einfühlsam. Im Flugzeug angekommen, werde ich mit meiner Trage quer über die Sitze zu meiner Liege gebracht. Auch ein Airbus hat nur begrenzte Gangbreiten. Meine Liege ist ebenfalls im hinteren Teil über den Sitzreihen aufgebaut. Gefühlt ist es dieselbe wie aus dem vorherigen Flugzeug. Diesmal sind es etwa zwölf Stunden, die ich darauf verbringen darf. Niedergeschlagen nehme ich mein Schicksal an.

Die Stewardessen sind erstklassig. Sie kümmern sich rührend um mich. Ich werde mit Decken & mehreren Kissen versorgt, so dass ich doch in einer bequemeren Position liegen kann. Hin & wieder schaut eine der Damen nach mir. Diesmal habe ich einen Vorhang, um mich vor neugieren Blicken zu schützen.

Mein Arzt empfehlt mir eindringlich, eine Schlaftablette zu nehmen. Nach einigem Zögern stimme ich zu. Ein letzter Check, dann setzt er sich neben mich. Meine Ausrichtung ist dieselbe, wie im Flug zuvor. Der Start im Airbus ist allerdings um einiges ruhiger.

Nach etwa neun Stunden wache ich langsam wieder auf. Es ist bereits morgens & die ersten Passagiere bekommen ihr Frühstück. Auch mir wird etwas zu Essen gereicht. Die restliche Flugzeit vergeht recht zügig & schon bald setzen wir zur Landung an.

In Frankfurt trennen sich unsere Wege. Der Arzt nimmt gleich den nächsten Flieger wieder zurück nach Thailand. Er hat noch zwei Wochen Urlaub & seine Familie wartet dort auf ihn.

In Frankfurt ist meine Weiterreise ebenfalls super durchorganisiert. Da ich mich selbst um nichts kümmern kann, ist das für mich eine sehr positive Erfahrung. Es wird für mich ausgecheckt, mein Gepäck geholt & mein Krankentransport steht auch schon bereit. Jetzt geht es nach Erfurt. Einer der Sanitäter bleibt hinten im Wagen bei mir. Es ist eine sehr interessante Fahrt. Er erzählt mir von seinem Job & das er diesen schon sehr viele Jahre ausübt. Jetzt befindet er sich im Ruhestand & da er noch fit ist, fährt er solche Einsätze auch weiterhin.

In Erfurt angekommen, melden sie mich an & übergeben den Schwestern meine Unterlagen. Danach fahren sie wieder zurück nach Frankfurt.

Ich bin echt überrascht. Auch im Krankenhaus weiß man bereits von meinem Eintreffen. Freundlich fragen sie mich, ob ich die Patientin aus Thailand sei.

Zurück in Deutschland

Bisher bin ich fest der Meinung, in den nächsten Wochen werde ich wieder laufen. Ich überlege, wie ich am besten ins Büro komme. Schiebe ich mein Fahrrad & halte mich nur an ihm fest? Kann ich eventuell doch gleich fahren? Wie funktioniert das mit meinem Becken? Bin ich stabil genug? Schließlich hat mir der Arzt in Thailand erklärt, dass es nicht operiert werden muss. Das wächst von allein wieder zusammen.

Ankunft in der Notaufnahme

Die nächsten vier Stunden verbringe ich in der Notaufnahme. Stehe allen Fragen zum Unfallhergang, Vorverletzungen, Vorerkrankungen etc. Rede & Antwort. Kurz darauf steht der Chefarzt an meinem Bett. Er schaut sich meine Situation genauer an & macht diverse Tests mit mir. Unter anderem soll ich beide Beine anheben, heranziehen & wieder wegdrücken. Das ist mit meiner kaputten Beckenseite nicht durchführbar.

Kurze Zeit später hat er eine Vermutung & stellt sofort klare Anweisungen für die CT-Aufnahme. In der Zwischenzeit ist auch mein Papa angekommen. Bei den vielen Zimmern in der Notaufnahme, hat er mich tatsächlich gefunden. Jetzt sehen wir uns endlich das erste Mal wieder. Was für eine Freude! Normalerweise ist hier kein Besuch gestattet, aber er darf zum Glück bleiben. Als der Chefarzt wieder reinkommt, treffen sich zwei Bekannte wieder. Er hat auch meinen Papa vor knapp einem Jahr behandelt. Es entwickelt sich zu einer lustigen Runde. Leider ist lachen für mich eine sehr schmerzhafte Angelegenheit. Aber ohne lachen geht es bei uns nicht. Nach dieser Behandlung werde ich durch Röntgen- & CT-Geräte geschoben. Die Auswertung erfolgt später auf meinem Zimmer.

Einzug in mein Zimmer

Endlich sind alle Behandlungen abgeschlossen & ich komme auf mein Zimmer. Schon seit Stunden freue ich mich auf einen Kaffee. Wir stellen meine Sachen ab, schnappen uns einen Rollstuhl fahren in die Cafeteria. Jetzt gibt es endlich einen großen Cappuccino & einen leckeren Schokoladenberg. Ich bin so happy.

Auf einmal kommt Steffens Chef um die Ecke. Er wusste von meiner Ankunft & macht einen spontanen Kurzbesuch. Glücklicherweise hat er uns gleich entdeckt. Er setzt sich zu uns & wir erzählen eine Weile. Nach unserem Kaffeetrinken gehen beide wieder an ihre Arbeit.

Auf meinem Zimmer lerne ich meine liebe Zimmernachbarin Gundula kennen. Wir verstehen uns sofort von der ersten Sekunde an. Sie hat ihre Operation bereits hinter sich & ist inzwischen, zwar mit Krücken, wieder ganz mobil.

Ein Skelet kommt durch die Tür

Am späten Nachmittag kommt der Oberarzt zu mir an Bett. Wir sind völlig überrascht, wen er mitgebracht hat. Das Skelett dient mir zur besseren Vorstellung, was bei mir alles kaputt gegangen ist & welche operativen Maßnahmen notwendig sind. Mein Beckenring ist zweifach gebrochen & wurde durch den Aufprall ineinander geschoben. Meine Beckenschaufel sowie mein Kreuzbein sind ebenfalls gebrochen. Er & der Chefarzt überlegen, wie sie meine Brüche am besten reparieren. Eine finale Entscheidung gibt es im Moment noch nicht. Wir haben zwei Möglichkeiten. Entweder ein Eingriff auf dem Rücken für Beckenschaufel & Kreuzbein sowie ein zweiter auf der Bauchseite für das richten & stabilisieren meines Beckenrings. Oder sie müssen auf der Bauchseite komplett durch mich durch, um zusätzlich an mein Kreuzbein & meine Beckenschaufel heranzukommen. Ich finde, beides klingt nicht zum hier schreien.

Ich fühle mich in guten Händen & warte das finale Ergebnis ab.

Verrückterweise stand in Thailand eine Operation für mein Becken überhaupt nicht zur Debatte. Dieser Arzt erklärte mir, das wächst von allein wieder zusammen. Schließlich ist dieser Bruch nicht so dramatisch. Unter dieser Voraussetzung hätte ich mein Leben lang einen Beckenschiefstand behalten. Jetzt hört sich das alles ganz anders an.

Am Abend kommt der Chefarzt in mein Zimmer. Er erklärt mir genau, was alles kaputt ist, wie es repariert werden kann & welche Operation er empfiehlt. Phu, das sind mal Neuigkeiten. Vor 24 Stunden war ich noch in Thailand & alles schien nur halb so schlimm zu sein. Jetzt stehe ich vor der Entscheidung eine große Operation durchführen zulassen. Mein Termin ist bereits für morgen 9 Uhr geplant. Es bleibt keine Zeit für Angst & Sorgen. Also willige ich nach diesem ausführlichen Vorgespräch ein & entspanne mich. Ich habe so gut wie keine Erfahrungen mit Operationen, also entscheide ich mich zu entspannen. Gundula & ich quatschen bis spät in die Nacht. Wir sind ja ausgeruht & Krankenhausnächte sind eh viel zu lang.

Intensivstation

Am nächsten Morgen werde ich sehr früh für meine Operation vorbereitet. Wissentlich, dass ich die nächsten Tage mein Bett nicht verlassen darf, gehe ich natürlich mit frisch gewaschenen Haaren in den OP. Die Schwestern dort, kümmern sich führsorglich um mich, sodass ich im Vorbereitungsraum recht entspannt bin.

Als ich wieder aufwache, wenn man das überhaupt so nennen kann, piept es andauernd um mich herum. Anfangs kann ich es überhaupt nicht zuordnen, was das bedeutet. Glücklicherweise ist mein Papa auch gerade bei mir. Er erzählt mir, dass ich mich auf der Intensivstation befinde, dass alles gut verlaufen ist & ich zur Beobachtung für eine Nacht hier bleibe. Ich bin noch nicht ganz bei mir. Während unseres Gesprächs schlafe ich immer wieder für einen Moment ein. Außerdem habe ich unglaublichen Durst. Er reicht mir in einer Schnabeltasse etwas Wasser, weil ich mich nicht aufsetzen kann. Einer der Pfleger ist hochambitioniert. Er erklärt mir, ich sei wieder fit & ich könne mich heute Abend zum Waschen bereits vor mein Bett stellen. Die Narkose zeigt ihre Wirkung. Die meiste Zeit schlafe ich. Selbst beim Essen schlafe ich immer wieder ein. Meine Nachthygiene fällt aus. Ich bin an einem Schmerztropf angeschlossen, der mir in regelmäßigen Abständen Nachschub gibt. Dadurch bin ich verhältnismäßig schmerzfrei.

Die Nacht wird zum Tag. Inzwischen bin ich etwas munterer. Neben mir liegt eine weitere Patientin. Unsere Betten sind mit sämtlichen Maschinen verbunden, die alle paar Minuten abwechselnd piepsen. Es ist eine sehr, sehr, sehr, sehr lange Nacht. Meinen Augen fehlen die Kontaktlinsen beziehungsweise meine Brille. Unscharf nehme ich meine Umgebung wahr. Irgendwann schlafe ich endlich ein. Am nächsten Morgen sehe ich vier Menschen, in einem weißen Kittel gekleidet, an meinem Bett stehen. Einer sagt scherzhafterweise „irgendwann kriegen wir sie alle“. Leider kann ich ihn nicht erkennen, aber seine Stimme kommt mir bekannt vor. Woher kenne ich diese Stimme? Ich werde aus meinen Gedanken gerissen. Wie geht es Ihnen? Sie berichten mir, wie meine Operation verlaufen ist & das ich die nächsten drei Tage nicht aufstehen darf.

Ein paar Stunden später darf ich zurück auf mein Zimmer. Meine Zimmernachbarin freut sich, dass ich wieder wohlauf bin. Wir haben uns einiges zu erzählen & so vergehen die nächsten Stunden fast wie im Flug.

Schmerzmittel bekomme ich weiterhin intravenös. Dafür habe ich eine kleine Pumpe & kann die Menge soweit selbst bestimmen. Wie praktisch. Es wirkt sehr schnell & geht nicht über den Magen.

Für die nächsten drei Tage bekomme ich eine Schaumgummiunterlage, damit ich mich nicht wund liege. Diese Unterlage ist für die ersten zwei Stunden sehr bequem. In den nächsten Stunden setzen allerdings wieder starke Rückenschmerzen ein. Das weiche Bett, meine dauerhafte Rückenlage & die fehlende Bewegung, fördern diesen Zustand enorm. Am dritten Tag bekomme ich einen Bettkoller. Von dieser dauerhaften Rückenlage werde ich noch irre. Es fehlt mir so sehr, mich mal auf eine Seite drehen zu können oder wenigstens mal aufzustehen. Dieses dauerhafte Liegen ist für mich inzwischen Horror. Zum Glück bekomme ich immer wieder Besuch, was mich wirklich ablenkt. Heute kommen auch endlich mein Mann & unsere Freunde aus dem Urlaub zurück. Ich freue mich riesig, als sie endlich da sind.

Lachverbot gilt nach wie vor. Jetzt sind zwar meine Brüche stabilisiert aber meine Wunde ist noch so frisch, dass ich mich krümme vor Schmerz wenn ich lachen muss. Es ist so schön, dass mein Mann wieder da ist.

Ich muss unbedingt aus diesem Bett

Es ist Montagmorgen 6 Uhr, als das Licht in unserem Zimmer angeht & das morgendliche Ritual startet. Jetzt sind es noch drei Stunden bis zur Chefvisite. Das Frühstück lenkt mich etwas von meiner Ungeduld ab. Ich bin voller Hoffnung, heute endlich wieder aus meinem Bett herauszukommen. Mein Rücken schmerzt & meine Haare schreien nach einer Wäsche. Mein Ziel ist ganz klar, ich muss aus diesem Bett raus.

Endlich ist Visite. Eine ganze Ärzteschar reiht sich um den Chefarzt & mein Bett. Ich setze mein fröhlichstes gute Laune Gesicht auf & erzähle ihnen, wie gut es mir wieder geht.

Es reicht nicht. Der Chefarzt ist noch nicht überzeugt & lässt mich mit einem „wir beraten uns & geben Ihnen gleich Bescheid“ zurück. Es besteht noch ein minimaler Hoffnungsschimmer. Ich gebe nicht auf daran zu glauben. Ich will es unbedingt. Nach ein paar Minuten kommt er wieder rein & gibt mir grünes Licht, aber mit Auflagen. Am liebsten würde ich ihm um den Hals fallen. Ich bin so glücklich.

Jetzt, wo ich aufstehen darf, gibt es für mich kein Halten mehr. Die Schwestern sind im Moment voll für die Visite eingespannt. Das bedeutet, ich muss mich mindestens weitere ein bis zwei Stunden gedulden, bis sie mich im Badezimmer unterstützen können. Das will ich auf keinen Fall.

Not macht bekanntlich erfinderisch & meine liebe Zimmernachbarin, signalisiert mir: „Los Peggy, ich wasche dir die Haare." Juhu! Ich bin so glücklich. Sofort starten wir unser gemeinsames Vorhaben. Gundula schiebt mir meinen Rollstuhl ans Bett. Eine Schwester können wir überzeugen mich vom Bett in den Rollstuhl zu setzen, den Rest schaffen wir allein.

Jetzt geht es los. Ich lehne mich mit dem Rücken zum Waschbecken. Mit dem Duschkopf über dem Waschbecken wäscht mir Gundula die Haare. Ich halte die Duschbrause. Was für ein Spaß! Es ist echt lustig & tut so gut. Als wir mit meinen Haaren fertig sind, bin ich völlig erschöpft aber mega glücklich.

Später, zeigt mir eine Physiotherapeutin, wie ich richtig aus meinem Bett aufstehe. Oh je, da habe ich vorher einiges falsch gemacht. Jetzt weiß ich es & halte mich dran. Diese Vorgehensweise ist zwar für mich umständlicher & schmerzhafter aber ich möchte nicht, dass die Platte an meinem Schlüsselbein herausreist.

Ich lerne sehr schnell, wie ich aus meinem Bett herauskomme, wie ich mich einarmig & einbeinig optimal mit meinem Rollstuhl bewege, damit ich selbständig meinen Bedürfnissen nachgehen kann, ohne ständig um Hilfe bitten zu müssen. Ich freue mich täglich über jeden noch so kleinen Fortschritt. Das stärkt total meine Motivation, weil ich sehe, dass es vorwärts geht.

Hilfe annehmen & Freude schenken

Um Hilfe zu bitten, ist okay. Wenn es sich um einzelne Dinge handelt, auch nicht sehr schwer. Wird Hilfe für sämtliche Alltäglichkeiten gebraucht, sieht das ganz anders aus. Bitte hebe mich aus dem Bett. Kannst du mir bitte den Stift aufheben, der mir gerade zum fünften Mal heruntergefallen ist. Könntest du mich bitte in die Dusche bringen. Kannst du mir bitte xy einkaufen, usw.. Auf Dauer ist es mir sehr unangenehm, wieder & wieder um Hilfe zu bitten.

Menschen wollen helfen

Ich bin so unendlich dankbar, dass ich jeden Tag Besuch bekomme. Das ist eine wunderbare Abwechslung zum Krankenhausalltag. Wir haben gerade Anfang März & fast sommerliche Temperaturen von etwas über zwanzig Grad & Sonnenschein. Also bin ich mit meinem Besuch sehr oft in der Parkanlage des Krankenhauses. Die Wege sind bekiest. Da ich mit einem Bein & einem Arm nur sehr mühsam vorankomme, wollen alle meinen Rollstuhl schieben. Es macht ihnen sogar Spaß, mir die Fahrt zu erleichtern. Zu diesem Zeitpunkt kann ich das noch gar nicht so richtig erkennen & nur schwer annehmen. Mir ist es eher peinlich, dass ich das nicht alleine schaffe.

Akzeptanz befreit

Statt zu schauen, was alles noch oder nicht mehr geht, ist es für mich leichter meine aktuelle Situation zu akzeptieren. Ja, ich wäre so gern in den Süden Thailands geflogen. Hätte mir gern die Affen angeschaut, wäre gern im Meer baden gegangen & hätte meinen

Urlaub so gern in einem wunderschönen Hotel genossen, statt vier Wochen im Krankenhaus zu liegen. Fange ich an all dem hinterher zu trauern, wird alles so unglaublich schwer. Also entscheide ich mich dafür, meine Situation so anzunehmen wie sie nun mal ist & wirklich dankbar für meine kleinen Erfolge zu sein. So erlebe ich immer wieder schöne Momente & es ist leichter für mich, damit zurechtzukommen.

Wir müssen nicht alles alleine schaffen

Da die Operation an meinem rechten Schlüsselbein noch keine vier Wochen zurückliegt, darf ich meinen Arm nicht über Schulterhöhe anheben. Also kann ich zum Duschen meine Haare nicht allein hochbinden. Einmal bitte ich meinen Papa darum, weil die Schwestern gerade keine Zeit haben. Mir war bisher gar nicht klar, dass einige Männer keinerlei Ahnung haben, wie das funktioniert. Was für mich so selbstverständlich ist, ist für ihn eine riesen Herausforderung. Meinem Mann geht es genauso. Er weist ähnliche Vorkenntnisse wie mein Papa auf. In den nächsten zwei Monaten habe ich die verrücktesten Duschfrisuren. Es kommen sämtliche Hilfsmittel zum Einsatz, damit meine Haare oben bleiben. Ich darf lernen, dass meine Frisur zum Duschen nicht perfekt sein muss, um ihren Zweck zu erfüllen. Auf jeden Fall haben wir Spaß.

Selber spritzen lernen

Seit meiner Ankunft in Deutschland bekomme ich täglich eine Thrombosespritze, weil ich ausschließlich entweder im Bett liege oder im Rollstuhl sitze & nicht laufen darf. Nicht nur, dass ich inzwischen einen blauen Bauch & eine leichte Phobie davor entwickelt habe, jetzt wollen mir auch noch die Schwestern beibringen, wie ich das ab sofort selber kann. Da ich das die nächsten acht Wochen täglich zu Hause fortsetzen muss. Oh nein! Ich soll mir selber eine Spritze in den Bauch hauen. Das kann ich nicht. Jetzt liege mit der Spritze in der Hand in meinem Bett. Ich schaffe es nicht, mich zu überwinden. Irgendwann kommt die Schwester zurück & macht es selbst. Wie soll das die nächsten acht Wochen weiter gehen?

Erwartungen machen wütend & unglücklich

Das Essen im Krankenhaus schmeckt mir überhaupt nicht. Weil ich nur sehr wenig davon esse, verliere immer mehr an Gewicht. Statt meinem Mann ganz klar zu sagen, bitte bringe mir etwas anders zu essen mit, jammere ich ihm die Ohren voll, was mir alles nicht schmeckt. Er weiß nicht, was er mir mitbringen soll. Ich wiederum habe die Erwartung, mein Gejammer ist eindeutig genug, dass Mann das verstehen kann. Dadurch haben wir fast einen Streit & ich bin total sauer, weil er meine Hilferufe nicht versteht. Erst als ich ihm ganz klar mitteile, was genau ich haben möchte, bekomme ich genau das. Also kommuniziere ich ab sofort so klar wie möglich, was ich brauche, statt davon auszugehen, dass es eindeutig für alle ist. Das bedeutet für mich Umdenken & der Überraschungseffekt geht leider verloren. Aber meine Stimmung bleibt erfreut, weil ich genau das bekomme, was ich sowie so gern hätte. Nur dieses Mal wissen beide davon. Eine Erwartung wird in den meisten Fällen enttäuscht. Woher soll ein anderer Mensch wissen, was ich gerade brauche, wenn ich es ihm nicht sage? Diese Erfahrung wird unsere zukünftige Kommunikation um einiges erleichtern.

Abschied nehmen

Am fünften Tag heißt es Abschied nehmen von meiner lieben Gundula. Wir sind etwas traurig, weil wir uns wirklich gut verstehen & schon so aufeinander eingespielt sind. Für sie geht es jetzt weiter zur Rehabilitation.

Die nächsten Tage wechseln meine Zimmernachbarn dreimal. Zuletzt zieht eine ältere Dame ein. Sie hat sich das Bein gebrochen

& muss die nächsten Stunden auf ihre Operation warten. Es bricht die Nacht an & sie hat starke Schmerzen. Sie ist sehr unruhig & wälzt sich hin & her. So langsam bin ich genervt davon. Ich bin müde & kann durch ihre Unruhe auch nicht schlafen. Schließlich mache ich mein Licht an & wir erzählen ein wenig. Als wir so ins Gespräch kommen, beschreibt sie was ihr passiert ist & erzählt noch etwas aus ihrem Leben. Irgendwann schlafen auch wir endlich ein.

Den Heilungsprozess aktiv unterstützen

Seitdem ich mein Bett verlassen darf, bekomme ich Physiotherapie. Es wird mir gezeigt, wie ich richtig aufstehe, wie ich meine Muskulatur stärke & wie ich mich zu Hause am besten mit dem Rollstuhl fortbewegen kann. Ich entwickle eine Fertigkeit mit dem kleinen Krankenhausrollstuhl, dass ich sehr schnell alleine zurechtkomme. Meine Operation am Schlüsselbein liegt inzwischen drei Wochen zurück. Ich bekomme eine Einweisung, wie ich mit den Gehhilfen richtig laufe. Endlich kommt der Tag, an dem ich wieder nach Hause kann.

Mein tägliches Training

Ein Physiotherapeut übt mit mir auf unserem Gang Laufen, damit ich zu Hause mit Gehhilfen gut zurechtkomme & auch Treppen auf- & absteigen kann. Denn ich habe in unserem Wohnhaus viele Stufen zu überwinden. Das Laufen mit den Gehhilfen ist anstrengender als ich dachte. Sie sind unter meine Axel geklemmt, was mir richtig wehtut. Jammern hilft mir jetzt auch nicht. Ich will unbedingt wieder laufen können, also mache ich weiter. Täglich übe ich für ein paar Minuten, bis ich erschöpft in meinen Rollstuhl sinke. Lange darf ich nicht damit laufen, um den Bruch an meinem Schlüsselbein nicht unnötig zu strapazieren.

Im Laufe der drei Wochen hat meine Beinmuskulatur deutlich abgenommen. Ich bekomme Strom. Mehrfach täglich setze ich meiner Oberschenkelmuskulatur damit Reize, um sie wieder zu aktivieren. Weil ich noch nicht so viel machen kann, bekomme ich den Tipp, gedanklich Treppen zu steigen oder mich an einer Leiter mit den Armen hochzuziehen. Vorher wusste ich nicht, dass ich durch reine Gedankenkraft meine Muskeln ebenfalls ansteuern kann. Das geschieht natürlich ganz subtil. Es ist auf jeden Fall besser als nur herumzuliegen & mich meinem Schicksal zu ergeben. Das macht nur traurig & bringt im schlimmsten Fall schlechte Laune, weil alles so langsam vorwärts geht.

Da ich sehr viel Zeit habe, mache ich in meinem Bett weitere Übungen. Ich trainiere meine Bauchmuskulatur, mit einer Wasserflasche meine Arme & natürlich meine Beine. Denn ich möchte so schnell wie möglich wieder laufen können & dafür bereite ich mich jetzt aktiv vor.

Positive Gedanken unterstützen den Heilungsprozess

Mein großes Ziel ist ganz klar: Ich will so schnell wie möglich wieder unabhängig sein & laufen können. Da sich dieser Wunsch definitiv auf die nächsten drei Monate ausstreckt, überlege ich mir, was ich alles machen kann, um mich so gut wie möglich darauf vorzubereiten. Ich freue mich über jeden kleinen Erfolg, über alles was wieder funktioniert & überlege, wie ich meinen Heilungsprozess noch besser unterstützen kann. Meine Situation ist wesentlich leichter zu ertragen, wenn ich mich auf meine Fortschritte fokussiere. Dabei habe ich eine super Unterstützung meines Mannes, der immer nach dem Positiven schaut, statt mit zu jammern. Habe ich schlechte Momente? JA! Dann ärgere mich auch über unfreundliche Schwestern, darüber, dass ich mir nicht allein die Haare zubinden oder mir nicht allein die Schuhe schnüren kann. Aber es hilft mir nicht. Also kann ich auch gleich schauen, was meine Laune verbessert. Glücklicherweise mache ich wirklich Fortschritte & bringe mir so Stück für Stück Normalität in meinen Alltag zurück. Mein Gesundheitszustand verbessert sich zunehmend.

Krankentransport nach Hause

Natürlich kann ich nicht einfach in das Auto meines Mannes einsteigen & los geht's. Spätestens vor unserer Haustür kämen wir nicht weiter. Wir haben keinen Fahrstuhl. Ich brauche einen Krankentransport & Sanitäter, die mich mit meinem Rollstuhl in die vierte Etage tragen. Es ist ein komisches Gefühl, so zu Hause anzukommen. Vor knapp fünf Wochen bin ich noch, als Treppentraining, die vier Etagen hochgerannt. Jetzt werde ich Etage für Etage hochgetragen.

Geschafft, endlich wieder zu Hause. Jetzt bin ich weitestgehend auf mich allein gestellt. Keine Schwester mehr, kein Essensservice & mein Mann ist tagsüber auf Arbeit. Als ich so durch die Wohnung rolle, spüre ich diese Ruhe. Sie ist fast etwas beängstigend. Schließlich war ich die letzten fünf Wochen nicht einen Tag allein. Ich gucke mich um & habe keine richtige Idee. Was mache ich jetzt? Damit ich jetzt nicht deprimiert werde, packe ich erst einmal meine Sachen aus. Mit meinem Rollstuhl kann ich mich gut bewegen. Also schmeiße ich alle Sachen in die Wäsche & stelle eine Maschine an. Wow, dass funktioniert schon mal. Als nächstes checke ich unsere Essensvorräte. Was kann ich mir heute zu essen machen, bis Steffen wieder nach Hause kommt. Mein Bewegungsradius in der Küche ist mit dem Rollstuhl etwas eingeschränkt, funktioniert aber soweit ganz gut. An einer Stelle muss ich immer rückwärts „einparken“, um wieder rauszukommen. Es ist fast wie auf einem Parkplatz, wenn ich mein Auto aus einer Lücke rückwärts ausparke, um vorwärts in eine andere Richtung zu fahren. Ich muss sagen, das funktioniert sehr gut. Da ich mich auf das eine Bein stellen darf, kann ich mich recht gut in der Küche allein bewegen. Also koche ich mir einen Kaffee, rolle ins Wohnzimmer ans Fenster & freue mich, dass ich ein Stück Freiheit zurück habe.

Gemeinsam duschen

Einkaufen & oder duschen kann ich noch nicht allein. Unsere Dusche ist nicht ebenerdig, wie in der Klinik. Wir müssen einen Schritt über eine Stufe machen. Da ich die operierte Seite nicht belasten darf, schaffe ich den „Sprung" in die Dusche nicht allein. Also brauche ich dafür jedes Mal meinen Mann. Den Rest schaffe ich dann allein. In den ersten Tagen stehen wir vor der Herausforderung, dass sich die Lieferung für meinen Duschhocker um einige Tage verschiebt. Also improvisieren wir & nutzen stattdessen einen Eimer.

Nach knapp einer Woche trifft er endlich ein. Der Duschhocker ist im Vergleich zum Eimer um einiges höher & damit auch der Ein- & ausstieg sehr viel leichter.

Lange Nächte

Wir wohnen in einer Maisonette Wohnung. Unser Schlafbereich befindet sich in der oberen Ebene, die ausschließlich über eine Wendeltreppe erreichbar ist. Für mich ist diese Treppe gerade unüberwindbar. Also schlafe ich die ersten Tage auf der Couch. Da ich mich tagsüber nicht sehr verausgabe, liege ich meist die halbe Nacht wach. In den nächsten Tagen potenziert sich allmählich mein Schlafdefizit. Nicht nur das ich massiv Rückenschmerzen aufgrund meiner permanenten Rückenlage habe, sorgt der wenige Schlaf nicht gerade für die beste Laune.

Im Krankenhaus waren diese langen Nächte die schlimmste Zeit für mich. Dort konnte ich aber zumindest immer mal wieder mein Bett verstellen, was ich mit meiner Couch nicht kann. Ich würde gerade alles dafür geben, um mich endlich mal auf die Seite oder auf meinen Bauch legen zu können. Darauf darf ich aber noch zwei Monate warten.

Schneller auf die Beine kommen

Im Krankenhaus wurde mir von Physiotherapeuten gezeigt, wie ich es selbst schaffe, Stück für Stück wieder auf die Beine zu kommen. Dafür bekomme ich unter anderem mein Stromgerät mit nach Hause, um meine Oberschenkelmuskulatur weiter anzuregen. Bevor wir in den Urlaub geflogen sind, hatte ich mich über den ganzen Winter auf unsere geplanten Sportevents vorbereitet & war ziemlich gut durchtrainiert. Jetzt, nach wenigen Wochen im Krankenhaus, habe ich einen deutlichen Muskelrückgang zu verzeichnen. Ein Drama für mich. Also kommt mir der Strom ganz gelegen, um etwas für meine Muskulatur zu tun. Weitere leichte Übungen unterstützen ebenfalls mein Vorhaben. Inzwischen liegt die Operation an meinem Becken knapp zwei Wochen zurück. Damit ist an ein Bauchmuskeltraining noch nicht zu denken. Etwas Schonzeit muss ich noch einhalten. Also lege ich mir den Strom mehrmals am Tag an & lasse meine Oberschenkelmuskeln pulsieren. Für meine Arme bekomme ich ein Terraband mit, was ich natürlich ebenfalls täglich einsetze. Direkt nach meiner Operation habe ich im Krankenhaus mit mentalem Training begonnen. Dabei stelle ich mir immer wieder vor, wie ich ganz normal laufe, wie ich eine Leiter nach oben klettere & wie ich durch Kniebeugen wieder zu Kräften komme. Diese Vorstellung simuliert meinem Körper immer & immer wieder, dass ich diese Tätigkeit gerade ausübe. Damit setze ich subtile Reize für meine Nerven & Muskeln. So füllen sich meine Tage mit Sport, ausruhen, Sport, ausruhen, essen. Mein großes Ziel ist, das ich ab dem Moment wo ich wieder aufstehen darf, sofort allein & ohne Gehhilfe laufen kann. Bis dahin sind es noch lange fünf Wochen.

Entzündungshemmende Lebensmittel

In meinem bisherigen Leben waren Schokolade, Kuchen & andere Leckereien kein Thema für eine Gewichtszunahme. Durch meinen Ausdauersport konnte ich das bisher gut kompensieren. Jetzt, sitze ich den ganzen Tag im Rollstuhl. Meine täglichen Trainingseinheiten reichen nicht aus, um meinen Stoffwechsel ausreichend anzukurbeln. Damit ich hinterher nicht einige Kilo zu viel habe oder ganz & gar die nächsten Wochen auf Süßigkeiten verzichten muss, beschäftige ich mich mit einer unterstützenden Ernährung. Als Erstes lasse ich mir Brennnessel- &

Lindenblütentee mitbringen. Diese Tees unterstützen den Körper beim Ausleiten von Schadstoffen. Zum Glück gibt es noch viel mehr Sorten, die ebenfalls dabei helfen, beispielsweise Blasen- & Nierentee oder Ackerschachtelhalmtee. Durch die operativen Eingriffe habe ich Entzündungen im Körper. Bis alles wieder vollkommen verheilt ist, können zum Beispiel Pfefferminztee, Ingwer & Knoblauch helfen, die entzündungshemmend wirken. So habe ich mir eine ganze Liste von Lebensmitteln herausgesucht, die ich in den nächsten Wochen in meinen Speiseplan einbeziehe, um meinen Körper zusätzlich zu unterstützen.

Achtung bei der Nachkontrolle

In regelmäßigen Abständen werde ich zur Nachuntersuchung bestellt.

Die Wohnung zu verlassen ist ein Kraftakt für mich. Als erstes muss ich mir einen Krankentransport bestellen. Dafür habe ich im Krankenhaus bereits einen Abholschein mitbekommen. Dieser sieht aus wie eine Überweisung, weist aber einige Tücken auf. Sitzt ein Kreuz nicht an der richtigen Stelle, ist der Krankentransport schnell mal auf eigene Kosten bestellt. Was nicht ganz unerheblich ist. Scheinbar gibt es für diese Scheine keine Ausfüllhilfe für die Schwestern, denn ich habe mit diesem & allen weiteren so meine Herausforderungen. Mitdenken ist auf jeden Fall von Vorteil. Schnell erkenne ich, was genau auf diesem Schein stehen muss & was für meine Zwecke nicht angekreuzt werden darf. Sicherheitshalber mache ich mir ein Foto von einem korrekt ausgefüllten Schein. Das stellt sich noch als eine weise Voraussicht heraus. Denn immer, wenn ich einen neuen Schein bekomme & ihn mit meinem Foto vergleiche, stelle ich eine fast 100 prozentige Fehlerquote fest. Wer sich nicht auskennt, hat echt ein Problem.

Jeder Gang zum Arzt ist für mich mühsam. Die Schwestern haben ohne Ende zu tun, das Wartezimmer ist brechend voll & dann passieren eben diese Fehler. Zurück zu meinem Schein. Trotz akribischer Kontrolle meinerseits kommen lustiger Weise immer wieder neue Bedingungen hinzu. Auch diese vermerke ich mir für meine nächste Tour.

Der Krankentransport an sich ist entspannt & eine schöne Abwechslung. Denn ich lerne jedes Mal neue Sanitäter kennen. Leider ist die Tour sehr kurz, für ein längeres Gespräch.

Am unangenehmsten für mich ist der Transport von meiner Wohnung in den Krankenwagen & später wieder zurück. Ich sitze in meinem Rollstuhl & werde von zwei Männern getragen. Sie beteuern mir zwar immer wieder, dass ich ein Fliegengewicht sei, aber der Rollstuhl bringt zusätzlich zu meinem Eigengewicht knapp zwanzig Kilo mit. So haben die Herren trotz meines angeblichen Fliegengewichts ordentlich zu tun, um mit mir vier Etagen nach unten beziehungsweise wieder nach oben zu kommen. Auf der Straße angekommen, werde ich behutsam in den Krankenwagen geschoben. Das ist immer wieder ein komisches Gefühl für mich. Denn bisher wurde ich vorwiegend in Sportsachen gesehen & jetzt sitze ich im Rollstuhl. Es ist nur dieses Gefühl, was mich immer wieder einholt. Ich brauche meine Zeit, bis es mir weitestgehend egal ist, dass ich mich gerade ausschließlich im Sitzen vorwärts bewege.

Zurück zur Tour. Weil ich inzwischen weiß, dass die Wartezeiten auf den Krankentransport sehr lang sein können, verabrede ich mich gleich mit Herren für meine Rücktour in zwei Stunden. Nach einer Stunde bin ich beim Arzt fertig. Jetzt habe ich also noch eine Stunde freie Zeit.

Bei diesem Arzttermin habe ich meinen eigenen Rollstuhl nicht dabei. Ich bekomme einen aus der Praxis. Da in diesem höchstwahrscheinlich schon sehr viele Menschen vor mir saßen, befindet er sich nicht mehr in seinem besten Zustand. Ein Rad ist etwas blockiert & dreht sich nur in eine Richtung. Für die Wege in der Praxis reicht er allerdings vollkommen aus.

Ich frage eine der Schwestern, ob ich mit diesem Rollstuhl für eine Stunde raus kann. Sie willigt ein. Also ziehe ich alleine los, mein Antrieb ein Bein & ein Arm.

Mein erstes Mal allein in Freiheit

Vorsichtig rolle ich aus den Praxisräumen über den Hausflur hinaus auf die Straße. Hier erwartet mich mein erstes Hindernis, eine Schräge. Mit etwas Mühe schaffe ich es rechtzeitig die Kurve zu kriegen, um nicht geradeaus auf die Straße zu rollen. So, das ist geschafft. Weiter geht es an der Straße entlang. Der Gehweg ist leicht abschüssig zur Straße, so dass ich die ganze Zeit entgegenlenken muss. Das ist echt anstrengend. Aber endlich bin ich mal allein hier draußen, ohne fremde Hilfe. Ich bin gerade so glücklich. Das Wetter spielt auch mit. Wir haben blauen Himmel & Sonnenschein, dafür aber Wind. Im Moment habe ich starken Gegenwind. Was meine Fahrt noch etwas langsamer macht. Egal!

So rolle ich langsam zur Hauptkreuzung an die Fußgängerampel heran. Es wird grün & ich rolle los. Für einen kurzen Augenblick schießt mir der Gedanke in den Kopf, schaffe ich es wirklich rechtzeitig auf der anderen Seite anzukommen? Es ist nämlich eine stark frequentierte Straße & ich bin, mit diesem ebenfalls eingeschränkten Rollstuhl, ziemlich langsam. Aber ich komme gut voran. Kurz bevor ich die andere Straßenseite erreiche, wird es rot. Oh, der Verkehr kommt langsam wieder ins Rollen. Stress steigt in mir auf. Jetzt ist es nicht mehr weit. Ein Fahrzeug muss kurz warten, bis ich die kleine Stufe passiere. Geschafft, ich bin drüben. Ich bedanke mich freundlich & weiter geht es. Jetzt nach dem ich das geschafft habe, denke ich mir, gehe ich in die Bank & hole mir etwas Geld. Meine Bank ist etwa zwanzig Meter entfernt. Als ich vor der Tür ankomme, stehe ich vor meiner nächsten Herausforderung. Die Schräge für Kinderwagen oder Rollstuhlfahrer schaffe ich leider nicht allein hochzufahren. Es kommt gerade ein Pärchen aus der Bank, was ich anspreche. Freundlich & völlig selbstverständlich schiebt mich der Herr nach oben. Ich bedanke mich & rolle weiter zu den Automaten. Hier geht alles einfach, auch in meiner Höhe. Als ich fertig bin, stehe ich erneut vor dieser Schräge. Ich probiere auf dem Bodenbelag mit einem Arm & meinem Schuh zu bremsen. Das klappt, aber der Boden ist etwas glatt. Ich beobachte, wie schnell sich die Tür öffnet. Wenn ich jetzt schneller bin, bevor sich die Tür öffnet, pralle ich direkt an ihr ab. Schaffe ich es rechtzeitig, muss ich noch eine kleine Stufe an der Türschwelle überwinden. Ich überlege gerade, ob ich danach noch in diesem Rollstuhl sitze, wenn ich mit Schmackes über diese Stufe holpere. Eine freundliche Dame reißt mich aus meinen Gedanken.

Sie bietet mir an, mich nach unten zu bringen. Mein Inneres ist immer noch auf „ich schaffe alles allein" programmiert so das mein erster Impuls „Nein, nein danke, es geht schon" gerade aus mir herausplatzen will. Sie sieht mich freundlich an & sagt mir, ihr ging es auch schon einmal so. Also schiebe ich mein Ego beiseite & nehme ihre Hilfe sehr gern an. Sie führt mich bis vor die Tür. So konnte ich unversehrt das Bankgebäude wieder verlassen. Wir wünschen uns alles Gute & dann geht jeder wieder seiner Wege. Jetzt habe ich noch eine halbe Stunde Zeit. Es ist einfach herrlich hier draußen. Leben, da bin ich wieder! Ich fühle mich gerade so unendlich frei, trotzdem ich mich nur sehr eingeschränkt bewegen kann. Ich genieße diesen Trubel & diese Lebendigkeit.

Jetzt habe ich noch fünfzehn Minuten, bis ich aus der Praxis abgeholt werde. Also trete ich langsam die Rückkehr an. Es ist nicht weit. An der Ampel erlebe ich ein ähnliches Szenario wie auf dem Hinweg. Auch hier gilt es eine kleine Stufe zu überwinden. Auf der Straße überlege ich noch, wie ich es am besten mache. Rolle ich mit Vollgas drauf zu & gehe das Risiko ein aus dem Rollstuhl zu kippen oder versuche ich langsam drüber zukommen. Ich entscheide mich für die langsame Variante. Es ist gar nicht so einfach, diesen Rollstuhl nach oben zubekommen. Aber ich schaffe es. Jetzt sind es nur noch fünfzig Meter. Der Wind hat inzwischen gedreht & jetzt habe ich erneut Gegenwind. Die leichte Schräge auf dem Gehweg muss ich permanent ausgleichen. Die letzten Meter sind richtig anstrengend. Vor dem Eingang am Ärztehaus ist ebenfalls eine Schräge. Ich halte davor für einen Moment an. Jetzt muss ich erst mal verschnaufen, die letzten Meter hatten es echt in sich. Ein älterer Herr spricht mich an & fragt, ob er mich mit reinnehmen darf. Diesmal bin ich so erschöpft, dass ich sofort einwillige. Glücklich komme ich in der Praxis an. Kurz darauf treffen auch die Sanitäter ein. Jetzt geht es für mich wieder nach Hause.

Dieser kurze Ausflug, war sehr beeindruckend für mich. Ich habe das erste Mal gespürt, wie hilfsbereit fremde Menschen sind, mal abgesehen vom Krankenhaus. Ich bin total dankbar für diese Erfahrung. Sie nimmt mir ein wenig die Angst mich zu zeigen. Manchmal schäme ich mich für meine Situation, weil ich nicht mehr dort „mitspiele" wo ich einst war. Ich fühle mich dann, wie an den „Rand gestellt". Das stimmt aber gar nicht. Die Menschen gehen ganz normal & freundlich mit mir um. Das Problem habe ich nur in meinem Kopf, nicht die Menschen mit mir.

Eiserner Wille

Bereits im Krankenhaus bekomme ich Strom zur Stimulation meiner Oberschenkelmuskulatur. Außerdem mache ich täglich mein mentales Training. Nachdem meine Wunden inzwischen etwas verheilt sind, integriere ich weitere Übungen in mein tägliches Trainingsprogramm. Zur Stärkung meiner Beinmuskulatur strecke ich meine Beine aus, spanne sie dabei kurz an & ziehe sie anschließend wieder zu meinem Bauch heran. Diese Abfolge wiederhole ich dreißig Mal. Für mein Armtraining habe ich spezielle Übungen mit dem Theraband bekommen, die ich ebenfalls in meine täglichen zwei Trainingseinheiten integriere. Mir ist es extrem wichtig, dass sich meine Beinmuskulatur soweit wieder aufbaut, dass ich am Tag X, an dem ich wieder aufstehen darf, sofort wieder laufen kann.

Meine permanent sitzende Position sowie mein dauerhaftes Rückschlafen, sind für meinen Körper nicht sehr entspannend. Mir tut alles weh. Jeden Morgen bin ich glücklich, wenn die Nacht vorbei ist & ich aus meiner Rückenlage herauskomme. Die ersten Wochen ist unsere Couch mein Bett, weil ich unsere Wendeltreppe nicht nach oben komme. Aber irgendwann reicht es einfach. Ich muss es irgendwie schaffen diese Treppe zu überwinden, um endlich wieder im eigenen Bett zu schlafen. Mit einem Kissen unter meinem Hintern, überwinde ich Stufe für Stufe. Das dauert zwar eine Weile, aber es funktioniert. Schnell mal runter auf die Toilette ist dann zwar nicht drin, aber mit der richtigen Vorbereitung ist das kein Thema.

Durch meine eingeschränkten Bewegungsmöglichkeiten bin ich inzwischen total verspannt. Ich freue ich mich sehr, dass unser Physio- & Sporttherapeut zu mir nach Hause kommt & mich hier behandelt. Das hat auch den Vorteil, dass meine Übungen besser funktionieren. Außerdem gibt er mir weitere Tipps & zeigt mir Übungen die mir helfen, mein Ziel noch effektiver zu erreichen.

Rückschlag, noch mal auf Anfang

Inzwischen sind vier Wochen vergangen. Seit dem schlafe ich ausschließlich auf dem Rücken. Davon bekomme ich fast täglich einen Bettkoller. Wie gern würde ich mich mal auf die Seite oder auf meinen Bauch legen. Die Schmerzen halten mich davon ab. Ich weiß, nach etwa vier Wochen darf ich mich auf die operierte Seite legen. Dann ist der Bruch am Schlüsselbein soweit stabil verheilt. Es ist so weit. Vorsichtig drehe ich mich auf diese Seite. Einerseits fühlt es sich herrlich an. Mein Rücken entspannt sich merklich. Andererseits kann sich meine Schulter gerade nicht so recht entspannen. Also bleibe nur für einen Augenblick in dieser Position. Endlich komme ich aus diesem Rücklagegefängnis heraus. Das mache ich heute Abend gleich wieder. Der übliche Weg, Stufe für Stufe auf einem Kissen sitzend nach unten zu kommen, ist heute gar nicht so einfach. Mein Arm schmerzt. Unten angekommen, stelle ich im Spiegel fest, dass sich an meinem Schlüsselbein ein Huckel gebildet hat.

Schmerzhafte Erfahrung

Hm, das war wohl etwas zu viel für mein Schlüsselbein. Für heute stelle ich meinen Arm ruhig. Im Laufe des Tages macht sich immer mehr ein Gefühl in mir breit, dass sich der Huckel vergrößert. Außerdem tut es echt weh & ich kann meinen Arm so gut wie gar nicht mehr bewegen. Panik steigt in mir auf. Plötzlich fallen mir die Worte der Physiotherapeutin im Krankenhaus wieder ein „Sie wollen doch nicht, dass die Platte wieder rausreißt". Seit dem Moment, als sie das zu mir gesagt hat, bin ich ganz artig & bewege meinen Arm nur so, wie sie es mir gezeigt hat.

„Sie wollen doch nicht, dass die Platte wieder herausreißt", hallt es in meinem Kopf. Das darf jetzt nicht wahr sein. Ich mache ein

Foto & kontaktiere unseren Physiotherapeuten. Als er mir antwortet, kommen nicht die Worte zurück, die ich unbedingt hören will.

Verrückterweise habe ich genau heute Vormittag einen weiteren Kontrolltermin bei meinem Arzt. Hier lässt sich sehr schnell klären, was genau los ist. Der Transport dahin ist alles andere als angenehm. Jede Bewegung sowie Erschütterung, sind sehr schmerzhaft für mich. Aber da muss ich jetzt durch. Nach gefühlten Stunden im Wartezimmer bin ich endlich dran. Diagnose: „Die Platte ist herausgerissen, ich überweise sie direkt ins Krankenhaus." So, nun sitze ich hier, völlig geschockt & irritiert. Noch eine Operation. Zum Glück sind die Sanitäter noch da, denn meine Untersuchung sollte schnell gehen & sie wollten mich gleich wieder nach Hause bringen. Jetzt hat sich unsere Route geändert. Auf direktem Weg geht es ins Krankenhaus. Den restlichen Tag verbringe ich in der Notaufnahme. Irgendwann bekomme ich die Nachricht, meine Operation kann nicht sofort erfolgen, weil es kein Notfall ist. Also bekomme ich einen Termin. In fünf Tagen bin ich dran. Fünf Tage in diesem Zustand! Das ist eine echte Herausforderung für mich, mal abgesehen von den Schmerzen. Ich kann mich kaum bewegen. Es ist grausam. Dann wieder eine Vollnarkose & wieder eine Woche im Krankenhaus. Ich bin einfach nur unendlich traurig.

Das Allerschlimmste für mich ist aber immer noch, dass mein größter Wunsch einfach zerplatzt ist. Wie habe ich diese vierte Woche herbeigesehnt. Meine Krücken stehen in Startstellung. Sie sollten mein Tor zur Freiheit sein. Endlich wieder allein die Wohnung verlassen. Das geht mit dem Rollstuhl leider nicht. Aus & vorbei, die nächsten Wochen bleibe ich im Rollstuhl sitzen.

Operation Nummer drei

Wie bestellt, melde ich mich pünktlich 7:00 Uhr an der Anmeldung an. Ich werde auf mein Zimmer gebracht & schon kurze Zeit später für meine Operation vorbereitet. Da ich erst vor vier Wochen auf dieser Station war, kannte man mich natürlich noch. So werde ich freundlich von den Morgenschwestern begrüßt. Überrascht mich wiederzusehen erkunden sie sich, warum ich hier sei. Ich erzähle ihnen was passiert ist. Kurz vor meiner Operation schaut mein Arzt nach mir & unterrichtet mich über die weitere Vorgehensweise.

Gegen Mittag wache ich langsam wieder auf. Wieder einmal habe ich Glück mit meiner Zimmernachbarin. Sie ist eine sehr ruhige ältere Dame. In Ruhe kann ich meinen Narkoserausch ausschlafen. Eine knappe Woche verweile ich jetzt wieder in diesen Räumlichkeiten. Ich bin so dankbar, dass ich auch in dieser Zeit ganz viel Besuch von meinen Freunden bekomme. Inzwischen ist es April & wir haben bestes Sonnenwetter. Es sind knapp zwanzig Grad, sodass wir ganz oft rausgehen. Es ist so aufmunternd, nicht die ganze Zeit alleine zu verbringen.

Geschenk in dieser Situation

Die Krankenhauswoche bringt auch Erleichterung in meinen Alltag. Ich muss mich nicht selber spritzen, mein Essen wird mir fertig zubereitet ans Bett gebracht & die Schwestern binden mir ansehnlich meine Haare zusammen. Ich komme relativ leicht an die frische Luft, da die Wege rollstuhlgerecht sind & es Fahrstühle gibt. Zum Ende der Woche bekomme ich ein Duschpflaster & kann endlich mit Hilfe des Krankenhausrollstuhls alleine duschen.

Wieder zu Hause

Am Ende der Woche kann ich die Klinik verlassen & werde mit einem Krankentransport wieder nach Hause gebracht. Zuhause wiederholt sich mein Rhythmus wie zuvor.

Jetzt kommt hinzu, dass unser Wohnhaus in den kommenden Wochen Balkone & Dachterrassen bekommt. Die Arbeiten haben bereits begonnen. Dass dies nicht still & leise passiert spricht für sich. Vorerst finden alle Arbeiten ausschließlich draußen statt. Ein paar Wochen später erfolgt ein Durchbruch zu unserem Wohnzimmer, um an dieser Stelle eine große Terrassentür einzusetzen. Die Handwerker sind sehr freundlich & es ist ein gutes Miteinander. Sie erkundigen sich was mit mir passiert ist, weil es ihnen ungewöhnlich erscheint in der vierten Etage ohne Fahrstuhl mit Rollstuhl zu wohnen.

Warum dieses Gefühl?

Erstaunlicherweise habe ich seit dem Unfall kein einziges Mal den Gedanken, warum es gerade mich so hart getroffen hat. Oder „die Welt ist so ungerecht zu mir". Stattdessen kreiseln mir ständig Ideen durch den Kopf, was ich noch besser machen oder optimieren kann. Anfangs fühle ich mich oft unwohl, wenn ich unter neue Leute komme. Also überlege ich mir, was ich machen kann, damit ich mich besser fühle. Meine Freundin bringt mir in diesem Zusammenhang das Buch „Schicksal als Chance" von Thorwald Dethlefsen mit. In seinem Buch geht er den Fragen nach dem Sinn des Lebens sowie unserer wahren Aufgabe nach. Er beschreibt es in etwa so, wenn unser Körper erschöpft ist, dass er uns Signale sendet. Das können kleinere Krankheiten sein, in dem der Körper Ruhe „erzwingt" zum Beispiel eine starke Erkältung mit Fieber. Durch die erzwungene Auszeit, kann sich der Körper erholen. Oft wird diese Erholungsphase übergangen, weil die Arbeit einen höheren Stellenwert als die eigene Gesundheit bekommt. In verschiedenen Zeitabständen folgen weitere Zeichen. Es kann also sein, dass so ein Unfall durchaus eine komplette Ruhephase erzwingen soll.

Das Thema lässt mich nicht mehr los. Es folgen in den nächsten vier Jahren viele weitere Bücher, dazu Seminare, Vorträge & online Kurse. In Anbetracht auf mein Verständnis die Welt der Erscheinungen auf einer tieferen Ebene zu begreifen, beziehungsweise zu deuten, denke ich lange über meine Situation nach. Ich stelle mir die Fragen. Was soll ich aus dem Unfall lernen? Bin ich wirklich glücklich mit dem was ich die ganze Zeit vorher gemacht habe? Wie fühlt es sich für mich an, wenn ich so weiter mache? Habe ich wirklich selbst aus vollem Herzen die Entscheidung getroffen, diesen Weg zu gehen? Oder habe ich mich durch äußere Impulse & Meinungen von Familie, Umfeld etc. dazu animieren lassen, dass dieser Weg der Beste für mich ist?

Ich brauche etwas Zeit, um darüber nachzudenken. Stück für Stück begreife ich, dass ich bisher ziemlich gut funktioniert habe, mir aber kaum Ruhephasen gegönnt hatte. Tagsüber habe ich als Immobilienmaklerin gearbeitet & parallel eine zweite Firma aufgebaut. An den Abenden war ich entweder beim Sport oder mit Freunden unterwegs. Die Wochenenden waren ebenfalls verplant. Entweder durch eine Sportveranstaltung oder durch andere Pläne. Mir war gar nicht bewusst, dass ich mir nie Zeit für mich alleine genommen habe. Stattdessen war ich auch noch stolz auf mein Zeitmanagement, weil ich jede Minute so effektiv wie möglich ausfüllte. Ich fühlte mich gesund, fit & motiviert. Wenn ich doch mal eine Erkältung hatte, trat ich zwar ein Stück kürzer aber nur so viel wie es wirklich sein musste. In der Zeit setzte ich mein Training teilweise aus, holte es aber nach meiner Genesung wieder nach. Getreu dem Motto „Viel hilft viel" erreiche ich so schneller wieder meinen gewünschten Trainingszustand. Das ging sehr lange gut. Ich beobachtete nicht wie oft ich krank war, sondern ich hatte meinen Fokus so ausgerichtet, wieder so schnell wie schnell da anzusetzen, wo ich aufgehört hatte. So vergingen Jahre.

Nach dem Gespräch mit meiner Freundin & dem ersten Teil des besagten Buches, beginne ich über meine Einstellung nachzudenken. Gibt es das Schicksal wirklich? Wollte mich mein Körper tatsächlich zur Ruhe zwingen? Oder ist das alles nur reiner Zufall? Eine Antwort bekomme ich nicht darauf.

Nachdem ich die letzten Monate in meinem Leben reflektiere,

stelle ich fest, dass ich mir nie wirklich Ruhe gegönnt habe. Ja, ich habe meine Tage komplett ausgefüllt. Ich bin meinem Sport nachgegangen, habe mich mit Freunden getroffen, habe Sportveranstaltungen an den Wochenenden wahrgenommen & parallel zwei Business geführt.

Alles funktionierte wunderbar. Aber hat es mir wirklich gutgetan? Jetzt habe ich Zeit über all das nachzudenken, ich kann gerade nicht „fliehen" weder in die Arbeit noch in den Sport. Ich sitze einfach da & denke über mein Leben nach.

Dankbarkeit (er)leben – ohne, erschwert es den Heilungsprozess enorm

Vor diesem Unfall war ich auch dankbar, allerdings vereinzelt & nur bestimmten Dingen gegenüber. Zum Beispiel, wenn mir jemand einen Gefallen getan oder mir ein Geschenk gemacht hat. Dass mein Körper gesund ist & ich all diese Dinge machen kann, habe ich als selbstverständlich gesehen & dafür keine spezielle Dankbarkeit empfunden. Heute sehe ich das ganz anders.

Dankbarkeit

Jetzt, wo vieles nicht mehr so einfach geht wie es einmal war, erkenne ich was ich alles hatte. Ich bin eine Kämpfernatur & ich will das alles wieder zurück. Jetzt habe ich zwei Möglichkeiten. Entweder ich entscheide mich dafür, dass ich ein armes Ding bin & die nächsten Monate noch schwer werden oder ich mache mir bewusst, was alles funktioniert & welche Fortschritte ich jede Woche mache. Ich entscheide mich für die zweite Variante.

Dankbarkeit ist dabei eine sehr hilfreiche Methode. Wir können uns jeden Tag bewusst machen, was wir alles haben & welche Fortschritte wir machen. Das darf ich mir wirklich ins Bewusstsein rufen. Wie selbstverständlich habe ich bisher alles gemacht. Allein laufen, essen, sprechen, sehen & alles andere. Nicht einmal habe ich darüber nachgedacht wie es wohl wäre, wenn das nicht mehr geht. Stattdessen habe ich mich über die Dinge geärgert, die nicht klappen oder die ich nicht kann.

Ich habe mir sehr selten bewusst danke gesagt. Meist nur dann, wenn mir etwas gut gelungen ist oder es etwas Besonderes war, wie zum Beispiel mein Abschluss als Diplom Betriebswirtin. Meine Freude daran war meist sogar nur ganz kurz. Geschafft, fertig, Nächstes bitte. Durch meinen Unfall habe ich gelernt, wie dankbar sein das eigene Bewusstsein für das was man schon hat, schärft. So freue ich mich wie ein Kind, als ich endlich meinen Arm wieder anheben darf, um meine Haare allein zusammen zu binden. Ich bin auch meinem Mann total dankbar, dass er einen Weg gefunden hat, wie er mich allein aus unserer Wohnung holen & natürlich auch wieder zurück bringen kann.

Alles was ich heute mache, nehme ich viel bewusster wahr. Durch die Übungen, die ich täglich mache, erkenne ich auch Fortschritte im Laufe der Zeit. Statt mich darüber zu ärgern was gerade nicht geht, freue ich mich über alles was wieder geht & über jeden Tag, den ich meinem Ziel näher komme, wieder laufen zu können.

Meiner Meinung nach, hat Dankbarkeit auch etwas mit Akzeptanz zu tun. Verrückterweise hege ich von der ersten Minute an keinen Groll. Was nützt es mir, wenn ich dem Fahrer Vorwürfe mache? Das ändert an meiner Situation rein gar nichts. Mit dem Unfallhergang habe ich interessanterweise gelernt, die Sache so anzunehmen wie sie ist. Was wiederum meine Situation ungemein vereinfacht. Sonst wäre ich wahrscheinlich in eine depressive Phase gerutscht. Die Momente allein zu Hause zu bleiben, nicht mal eben mit zum Einkaufen, in den Park oder zum Sport zu gehen, sind schon schwer genug. Seitdem ich mich bewusst darüber freue, wie weit ich schon gekommen bin & mein Ziel greifbar ist, sind diese Momente erträglich. Inzwischen kann ich mich wirklich auch an kleinen Fortschritten erfreuen. Dadurch bin ich tief in mir, mit mir selbst zufrieden & wesentlich entspannter. Dankbarkeit in schweren Momenten genauso ein Helfer wie in schönen Situationen.

Perfekt macht unglücklich

Zu Hause unterstützt mich mein Mann, wo er nur kann. Auch für ihn ist meine Rollstuhlzeit ein großer Einschnitt in seine Freiheit. Mehr denn je, bin ich auf ihn angewiesen. Außerdem muss er alle Wege außerhalb der Wohnung allein übernehmen, die wir uns vorher geteilt haben. Wenn ich dann von ihm verlange, alles genauso umzusetzen wie ich es machen würde, kommt sehr schnell schlechte Stimmung auf. Einmal hatte ich echt meine Mühe ihn nicht anzufahren, weil er sich in meinen Augen überhaupt keine Mühe gegeben hat, meine Haare ordentlich zusammenzubinden. Als die Emotionen sich entspannen, spreche ich ihn noch mal darauf an. Er hat das vorher noch nie gemacht & hat deshalb keine Ahnung, was er genau machen muss. Also probieren wir es noch einmal. Diesmal ist es minimal besser. Also akzeptiere ich, dass ich die nächsten Wochen die wildesten Frisuren habe & bin dafür dankbar, dass meine Haare zumindest die Zeit in der Dusche oben halten.

Kleine Fortschritte machen glücklich

Mein Heilungsfortschritt verbessert sich von Woche zu Woche. Inzwischen bin ich so geübt, dass ich Alltäglichkeiten über den Tag wunderbar alleine meistere. Ich kann uns einbeinig Essen kochen, mich frei in unserer Wohnung bewegen & inzwischen von zu Hause aus wieder arbeiten. Ich freue mich über meine zurückgewonnene Selbstständigkeit. Das stärkt unter anderem auch meinen Selbstwert & mein Selbstbewusstsein.

Im Krankenhaus habe ich hin & wieder beobachtet, wie sich die Menschen in diese Opferhaltung begeben & was das mit ihrer Stimmung macht. Sie haben sich bedauert, was alles nicht mehr geht, was ihnen weh tut & wie sehr sie darunter leiden. Dabei waren die meisten viel freier als ich. Sie konnten aufstehen, laufen & brauchten keinen Rollstuhl, Krankentransport, Duschhocker etc.. Trotzdem haben sie gelitten. Sie konnten nicht sehen, was sie alles haben & wie gut es ihnen trotz ihrer derzeitigen Einschränkung geht. Ich erinnere mich noch an das homosexuelle

Pärchen in Thailand. Einer der beiden hat sich bei unserem Unfall, fünf Rippen gebrochen, konnte aber trotzdem gehen. Er bedauerte sich & seinen verloren gegangenen Urlaub. Er konnte nicht sehen, was für ein Glück er hat. Seine Versicherung hat beiden zwei Wochen in einem Luxushotel bezahlt, wo sie sich noch eine schöne Zeit machen konnten. Das freute ihn zwar aber er klagte darüber, was ihm jetzt durch seine Verletzung alles entgeht.

Diese Gedanken habe ich nicht. Damit würde ich mich total frustrieren. Ich lebe, also kann ich alles zu einem anderen Zeitpunkt nachholen. Jetzt ist mein Fokus nur auf ein Ziel ausgerichtet: Ich will so schnell wie möglich unabhängig sein & wieder laufen können. Dadurch bekomme ich ständig neue Ideen, wie ich es schaffen kann.

Uns geht es sehr gut

Als ich noch ganz war habe ich gesehen, wie die Menschen in Thailand zum Teil leben. Teilweise war eine große Armut zu erkennen. Uns geht es hier echt gut. Wir haben ein Dach über dem Kopf, frisches Wasser aus dem Hahn, eine Heizung die wir einfach aufdrehen können & wenn wir Hunger haben, gehen wir in den Supermarkt & holen uns was wir brauchen. Wir haben ein Sozialsystem was uns unterstützt, wenn wir kein Geld verdienen. Dort arbeiten die Menschen bis ins hohe Alter oder haben eine Familie, die sie auffängt. Meiner Meinung nach erschafft dieses Bewusstsein eine tiefe Dankbarkeit & befreit von Frust, wenn mal wieder etwas nicht so läuft, wie wir es gerne hätten.

Spritzenpanik

Für zu Hause habe ich eine Großpackung Thrombosespritzen mitbekommen. Der totale Horror für mich! Jetzt gibt es keine Schwester mehr, die das übernimmt. Ich sitze gefühlte Stunden mit der Spritze über meinem Bauch & schaffe es einfach nicht, sie in meinen Bauch zu stechen. Ja ich weiß, sie ist keine fünf cm dick

& die meisten merken sie nicht einmal. Ich merke sie alle! Darf ich vorstellen: Prinzessin auf der Erbse! Mir tut schon der Bauchbereich weh, wenn ich nur dran denke.

Irgendein Schalter in meinem Kopf lässt sich nicht umkippen. Irgendwann rufe ich völlig aufgelöst meine Freundin an. Sie & noch drei weitere teilen sich bis zum Schluss rein, mir jeden Tag diese Spritze zu verpassen. Oh Gott sei Dank! Ich bin so glücklich, dass ich so liebe Freunde habe.

Bis zum Schluss fehlt mir der Mut, einfach drauflos zu stechen. Ich habe echt einiges probiert, aber ich kann mich einfach nicht überwinden. Ja, es gibt Menschen, die machen das ihr Leben lang. Davor ziehe ich echt meinen Hut.

Umdenken – arbeiten mit anderen Möglichkeiten

Noch im Krankenhaus überlege ich, wie ich schnellstmöglich wieder auf Arbeit komme. In Thailand war mein Arzt der Meinung, dass mein Becken von allein zusammen wächst. Keiner spricht davon, dass ich die nächsten Monate nicht laufen darf. Also malte ich mir gedanklich aus, nach vier Wochen, zwar humpelnd, aber langsam wieder loszulaufen.

Diese Idee hatte sich mit meiner Einlieferung in das deutsche Krankenhaus sofort erledigt.

Eine neue Idee

Da ich von unserer Wohnung aus nicht allein das Treppenhaus bewältigen kann, gibt es noch die Möglichkeit vorübergehend zu meinen Eltern zu ziehen. Sie haben ein Einfamilienhaus mit nur zwei Stufen vor der Eingangstür. Das lässt sich gut schaffen.

Gedanklich plane ich schon meine Fahrten zum Büro. Mit meinem Rollstuhl schaffe ich es auf jeden Fall zu meinem Auto & das Umsetzen auf meinen Fahrersitz dürfte auch klappen. Lediglich zum Verstauen des Rollstuhls im Kofferraum, brauche ich noch Unterstützung. Mit etwas Vorausplanung ist das alles durchaus machbar. Ich habe einen Plan.

An meinem letzten Tag im Krankenhaus wollen die Schwestern wissen, wohin mich der Krankentransport bringen soll. Komplett überzeugt, stelle ich ihnen Plan freudig vor. Als ich fertig bin, blicke ich in völlig irritierte Augen. Also schildere ich noch einmal detailliert die einzelnen Schritte. Noch immer sehe ich diesen verdutzten Ausdruck in ihren Augen. Dann kommt sie, die niederschmetternde, plan vernichtende Antwort. „Sie dürfen nicht

Auto fahren, weil Sie mit Ihrem Arm keine Notfallbremsung machen können.“ Phu, das hat gesessen. Gefahrenbremsung! Nein, daran habe ich tatsächlich nicht gedacht. Ich kann mich nicht erinnern, wann ich das letzte Mal überhaupt so eine Situation hatte. Egal, meine Fahrten sind schon rein aus versicherungsrechtlichen Gründen gestrichen. Auf dieser Grundlage brauche ich auch nicht zu meinen Eltern ziehen. Also ist die Adresse für den Krankentransport unsere Wohnung. Ein Ort, den ich die nächsten vier Wochen nicht mehr verlassen werde.

Wenn ich will, schaffe ich alles

Wie viele würden so gern von zu Hause arbeiten. Ab sofort habe ich diesen Luxus. Also richte ich mir meinen Arbeitsplatz ein & beginne von hier aus wieder zu starten. Schließlich gibt es Telefon & E-Mail, um mit der Außenwelt in Kontakt zu kommen. Dank meiner wundervollen Kollegin kann ich meine Arbeit fast wie vorher erledigen. Besichtigungen & der Gang zum Notar werden mir abgenommen, den Rest kläre ich erfolgreich fernmündlich. Gemeinsam verkaufen wir auf diesem Weg zwei Immobilien. Als ich wieder gut zu Fuß bin, werde ich von beiden Eigentümern eingeladen, um mir ihre Immobilien anzuschauen, die ich bisher nur von Bildern kenne. Es ist ein schönes Gefühl für mich, dass ich trotz meiner Einschränkung alles erreichen kann.

Alltag trotz Einschränkung erfolgreich meistern

Im Laufe der nächsten vier Wochen steigt so langsam der Homekoller in mir auf. In dieser Zeit werde ich noch einmal zum Arzt bestellt, was für mich bedeutet, dass ich endlich wieder mal aus meinem „Turm“ heraus komme.

Not macht erfinderisch

Die Sanitäter, die mich abholen, haben einen extra Tragerollstuhl, der wesentlich viel stabiler ist als meiner. An einem Nachmittag sitzen Steffen, mein Papa & ich zusammen & überlegen, wie wir mit meinem Rollstuhl genauso rauskommen. Einer hält meinen Rollstuhl vorn, der andere hinten, ähnlich wie die Sanitäter. Wir testen das auf dem ersten Treppenabsatz. Siehe da, es funktioniert auch mit meinem Rollstuhl. Alle vier Etagen sind ein Kraftakt für die beiden. Das Gewicht des Rollstuhls, dann mein Gewicht & die niedrige Tragehöhe erschweren den Ab- & Aufstieg enorm. Im Laufe der Zeit feilen wir immer weiter an dieser Technik, bis Steffen mit mir allein das Treppenhaus bewältigt. Ganz ungefährlich ist das allerdings nicht. Es gibt niemanden der mich auffängt, wenn sich irgendetwas löst. Aber diese Gedanken lassen wir erst gar nicht zu. In Thailand hat unser kurzer Krankenhausausflug schließlich auch geklappt. Obwohl wir da sogar auf der Straße, dem Verkehr entgegengesetzt, entlanggerollt sind.

Ich bin so happy, wenn ich endlich mal draußen bin. Unsere Wohnung ist für mich, wie ein komfortables Gefängnis. Einmal fahre ich mit meinem Mann mit zu ihm auf Arbeit. Der Termin führt uns nach Bayern & so machen wir einen Tagesausflug daraus. Etwas Unbehagen ist mir dabei schon. Aber schnell stellt sich heraus, es lässt sich alles wunderbar auch mit Rollstuhl erreichen & ich kann mich allein fast frei bewegen.

Improvisieren

Auf unserer Hinfahrt muss ich auf die Toilette. Wir fahren auf einer Landstraße & kommen an einem Gewerbegebiet vorbei. Auch ein Baumarkt ist hier angesiedelt. Das ist unser nächstes Ziel.

Hier gibt es natürlich eine Kundentoilette, getrennt für Damen & Herren. Der kleine Raum für Damen wird noch mal unterteilt, zwischen Waschbecken & Toilette. Leider passt der Rollstuhl nicht hinter die Abtrennung. Also trägt mich mein Mann zur Toilette & holt mich auch wieder ab. Nicht besonders schön, aber egal. Ziel erreicht, weiter geht es.

Perspektivenwechsel

Als mein Mann mit seinen Terminen durch ist, haben wir noch etwas Zeit, bevor es wieder zurückgeht. Wir fahren nach Aichach, was ganz in der Nähe liegt. Aichach hat eine wunderschöne Altstadt. Unser Ziel ist ein Eiscafé. Das Wetter ist herrlich & wir können von hier aus die Nachmittagssonne genießen.

Als wir anschließend noch etwas durch die Altstadt schlendern, schaue ich mir unter anderem auch die Eingangsbereiche der Läden, Cafés & anderen öffentlichen Einrichtungen an. Inzwischen hat sich mein Blick darauf geschärft. Ich bin einfach neugierig, wo ich allein rein & wieder raus kommen würde. Ich stelle fest, ohne Hilfe müsste ich mit meinem Rollstuhl fast überall draußen bleiben. An den meisten Gebäuden führen hohe Stufen in die Geschäfte & im Eiscafé ist die Toilette im Keller. All die für mich sonst so banalen Dinge, sind auf einmal allein nicht mehr machbar.

Bisher versuche ich alles irgendwie alleine hinzubekommen.

Wirklich um Hilfe zu bitten, ist für mich nach wie vor ein Lernprozess. In den kommenden Tagen lese ich einen Artikel, der mich sehr nachdenklich macht. Hier steht in etwa Folgendes geschrieben: „Warum bist du so egoistisch?" Die Überschrift irritiert mich. „Hast du schon mal einem anderen Menschen geholfen?" Na klar denke ich mir. Oft sogar. „Was war das für ein Gefühl?" Wenn ich so darüber nachdenke, ein sehr schönes Gefühl sogar. Ich helfe sehr gerne. „Warum also bist du dann so egoistisch & schenkst anderen nicht auch dieses Gefühl?" Phu, darüber habe ich bisher noch nie nachgedacht. Die Frage beschäftigt mich noch sehr lange. Warum muss ich immer alles selber machen? Wenn ich für bestimmte Dinge Hilfe annehme, geht es viel leichter. Langsam verstehe ich, dass ich, wenn ich Hilfe annehme, anderen auch eine Freude mache. Ich bin dann nicht frustriert, weil ich es allein nicht hinbekomme & ein anderer freut sich, weil er mir helfen kann. Wow! Beide fühlen sich glücklich.

Klar ist es nicht schön, wenn plötzlich die einfachsten Dinge wie zum Beispiel Laufen, Duschen, Haare zusammenbinden, aus dem Haus gehen, in das & aus dem Auto steigen, nicht mehr alleine gehen. Aber wenn es nun mal so ist, dann hilft auch jammern nicht.

Hausputz & Kochen

Da ich den ganzen Tag zu Hause bin, habe ich genügend Zeit den Hausputz trotz meiner Bewegungseinschränkung zu erledigen. Es ist zwar teilweise etwas umständlich & braucht ein wenig mehr Zeit, aber ich komme gut voran. Kochen klappt inzwischen auch super. Zwar kann ich nicht einfach hin & herlaufen, aber ich kann mit dem Rollstuhl an die entsprechende Stelle rollen & kurz auf einem Bein stehen. Das gibt mir die Freiheit, wieder ein Stück mehr Normalität in meinem Alltag zu integrieren. Außerdem habe ich eine Aufgabe. Wenn wir zu viel Zeit zum Nachdenken haben, beschäftigen wir uns viel zu sehr mit uns selbst. Dann kann es passieren, dass wir frustriert werden, weil wir uns beispielsweise nicht gebraucht sondern abhängig fühlen. Durch die Aufgaben, die ich mir selber gebe, habe ich auch kleine Erfolge & kann für mich sehen, wie viel Normalität ich mir selber schaffen kann. Das stärkt mein Selbstbewusstsein, was durch meine enorme Abhängigkeit seit dem Unfall, etwas angekratzt ist.

Routinen helfen dranzubleiben

Natürlich habe ich nicht jeden Tag Lust meine Übungen zu machen. Aber ich habe ein großes Ziel, was ich nur schaffe, wenn ich dafür jeden Tag etwas mache. Mir helfen Routinen dabei, Abläufe umzusetzen, ohne darüber nachzudenken ob ich Lust darauf habe oder nicht.

Zähneputzen ist ein mehrfach tägliches Ritual, was ich auf gar keinen Fall auslasse. Da denke ich gar nicht darüber nach. Mit dieser Selbstverständlichkeit, möchte ich auch meine Übungen machen. Ich überlege mir einen Zeitplan, wann ich was wie oft mache. Den Strom lege ich mindestens zwei bis dreimal am Tag an. Dafür plane ich vormittags, mittags & nachmittags eine Zeit ein. Die anderen Übungen lege ich auf den Vormittag, da ich meistens am Nachmittag Besuch bekomme. Diese festen Abläufe helfen mir wenn ich mal gerade keine Lust habe, trotzdem weiter zu machen. Meine Gedanken konditioniere ich ebenfalls darauf, wie es ist, jetzt schon zu laufen. Später erfahre ich, dass das eine gute Methode ist, sein Ziel so zu visualisieren, als wäre es schon erreicht.

Ziele erreichbar werden lassen

Ich probiere sehr viel aus, um meinen Heilungsprozess zu unterstützen. Einmal habe ich etwas darüber gelesen, dass es nicht ausreicht, sich nur einmal mit seinem Ziel auseinanderzusetzen. Vielmehr wurde empfohlen, sich jeden einzelnen Tag damit zu beschäftigen. Also, wie genau soll mein Ziel aussehen? Ich sehe mich, wie ich mich aus dem Rollstuhl erhebe & auf beiden Beinen stehe. Wie ich langsam den Ersten, den Zweiten & die nächsten Schritte gehe. Das Gefühl, was dabei in mir aufsteigt, ist unglaublich. Mit dieser Übung bringe ich mich täglich in eine gute Stimmung. Ich kann richtig fühlen, wie es ist, wieder frei & selbstständig zu laufen. Das gibt mir die Kraft, weiterzumachen.

Diese Übung habe ich auch bei anderen Zielen erfolgreich eingesetzt. Habe ich sie allerdings nur mal so nebenbei gemacht, ohne jegliches Gefühl damit zu verbinden, ist überhaupt nichts passiert. Wenn ich mich selbst schon nicht begeistern kann, also ohne Gefühl ein Ziel zu visualisieren, wie soll sich dann jemand anders dafür begeistern & mir meinen Wunsch erfüllen.

Was ich in den letzten Wochen ebenfalls gelernt habe ist, dass ich diese Übung mindestens einmal pro Tag mache, damit etwas passieren kann. Habe ich meinen Wunsch stattdessen nur einmal oder ein paarmal visualisiert, ist nichts passiert. Warum? Ich habe mich nicht wirklich mit meinem Ziel verbunden gefühlt.

Fokus halten

Es ist nicht immer leicht seinen Fokus, auf das was einem selbst wichtig ist, voll & ganz zu halten. Der Alltag, die Meinungen aus der Familie oder dem Freundeskreis bringen immer wieder Ablenkung. Die meisten meinen es wirklich gut mit einem. Die Frage ist, ist der gut gemeinte Vorschlag wirklich gut für einen selbst oder eher für die Person gut geeignet, die ihn ausspricht.

Zweifel, Ängste, Rückschläge sind unter anderem Gründe, die den Fokus von unserem Ziel weglenken. Schenken wir ihnen jetzt auch Glauben, geben wir ihnen immer mehr Kraft uns weiter von unserem ursprünglichen Kurs abzuwenden. So etwas passiert meist unbemerkt, sodass wir uns scheinbar schlecht oder deprimiert fühlen bis wir erkennen, dass wir vom Kurs abgekommen sind. Wie kann ich meinen Fokus halten, dass ich nicht immer wieder vom Kurs abkomme? Dafür habe ich mir ein tägliches Ritual einfallen lassen. So verbinde ich mich jeden Tag aufs Neue mit meinem gewünschten Ergebnis. Dabei habe ich es nicht nur vor Augen, sondern ich kann es richtig fühlen, wenn ich es geschafft habe. Gedanklich sehe ich mich bereits am Ziel.

Ich schärfe mein Bewusstsein darin, was ich sage, denke & wie es mir dabei geht. Worte sind mächtig. Rede ich mir zum Beispiel ein, ich bin „tot müde", dann ist das Wort TOT enthalten. Das fühlt sich schwer & energielos an. Sage ich stattdessen „ich bin erschöpft von den vielen Ereignissen am Tag & müde", hat das eine kraftvollere Energie. Also achte ich auf meine Worte & meine Gedanken, dir mir den ganzen Tag über durch den Kopf gehen. Dabei erkenne ich immer wieder, welche vernichtenden Gedanken mir so durch den Kopf kreiseln. Kein Wunder, wenn ich dann schlechte Laune bekomme & meinen Fokus aus den Augen verliere. Jetzt trainiere ich nicht nur meine Muskeln, sondern auch meine Worte & Gedanken, die mir dabei helfen, meinen Fokus zu halten. Diese Übung scheint eine lebenslange Übung zu bleiben. Denn ich darf bei meinen Worten & Gedanken ganz schön „aufräumen".

In einem Buch habe ich kürzlich dazu von einer schönen Übung erfahren: Die meisten von uns führen To-do Listen. Bei dieser Übung geht es nicht darum was alles zu erledigen ist, sondern die Punkte durch die Dinge zu ersetzen, wie ich mich heute fühlen möchte. Damit habe ich jeden Tag die Möglichkeit die Absicht zu treffen, mich bewusst besser zu fühlen. Wenn ich mich besser fühle, strahle ich das wieder aus & der Umgang zu anderen Menschen um mich herum ist automatisch freundlicher oder zufriedener.

Haben meine Brüche eine Bedeutung oder war das alles Zufall?

Nach dem ich das Buch von Thorwald Dethlefsen „Schicksal als Chance" gelesen hatte, habe ich zu diesem Thema noch einige

Bücher gelesen. Die Autoren zeigen auf, dass es nicht wirklich Zufälle gibt & es einen Grund hat, warum Krankheiten oder Verletzungen passieren. Das interessiert mich sehr & natürlich bin ich neugierig, ob meine Brüche auch eine Bedeutung haben. In einem Buch erfahre ich, was Knochenbrüche allgemein signalisieren & was zum Beispiel ein Schlüsselbeinbruch bedeuten kann. Der Umstand, sich etwas zu brechen passiert nicht zufällig, sondern wird unbewusst hervorgerufen, um die eigene Lebensweise verändern zu können. Knochenbrüche deuten im Allgemeinen darauf hin, dass Betroffene sich nach außen stark geben aber nicht an ihre eigene Autorität glauben. Die Aufgabe ist, die eigene Macht sowie die volle Verantwortung für sein Leben zu übernehmen. Es geht vielmehr um die innere Sicherheit des eigenen Wertes, statt Stolz nach außen zu zeigen.

Eine Schlüsselbeinfraktur deutet darauf hin, dass angestaute Wut, Angst oder Trauer nicht ausgelebt werden. Die Aufgabe ist, Dampf abzulassen, sich von traurigen Emotionen zu befreien, eigene Gedanken & Gefühle zu beobachten die auf Selbstverurteilung hinaus laufen, statt seine sensible, warme Seite sowie das eigene starke innere Selbst anzuerkennen. Sich trauen offener, weicher & liebevoller zu zeigen & keine Energien mehr zu unterdrücken. Hm.. darüber muss ich nachdenken. Wo in meinem Leben unterdrücke ich negative Emotionen? Ja, ich bin temperamentvoll & ja, ich spreche nicht alles aus, was ich gerne sagen würde. Ich liebe Harmonie, statt Diskussionen. Auszusprechen was ist, bringt allerdings Klarheit auf beiden Seiten, auch wenn es nicht immer schön ist. Bei meinen Klienten habe ich es inzwischen gelernt, wirklich das anzusprechen was ist. Erstaunlicherweise habe ich durchweg die Erfahrung gemacht, dass diese Menschen sogar dankbar dafür sind, dass ich es so ehrlich ausspreche. Manchmal haben sie im ersten Moment geschluckt aber dann für sich erkannt, dass es stimmt & konnten es auch annehmen.

Was lebe ich noch nicht

Da ich viel Zeit habe das gelesene zu reflektieren, erkenne ich langsam, wie oft ich mir in meinem Leben bestimmte Sachen nicht erlaubt oder gar zugetraut habe. Mir wird bewusst, wenn ich unsicher bin eine Entscheidung zu treffen, oft einige Menschen dazu um ihre Meinung bitte. Ich habe Angst mich falsch zu entscheiden & wäge alles ab. Erfahrungen haben mich gelehrt, dass das kein schlechter Weg ist. Aber, ist die Entscheidung die ich treffe, nachdem ich verschiedene Meinungen eingeholt habe, dann tatsächlich noch meine eigene? Oder habe ich mich durch die vielen Ansichten beeinflussen lassen? Klar treffe ich kleine Entscheidungen allein. Ja, auch sie haben für mich funktioniert. Warum brauche ich dann die Meinung anderer? Vielleicht, weil sie mehr Erfahrung haben? Das ist ein Grund. Manchmal geht es nicht um die Erfahrung, sondern um eine andere Sicht auf die Sache. Ich versuche so viel wie möglich mit meinem Verstand zu klären. Meinem Bauch habe ich nur ab & an vertraut. Manchmal habe ich seinen Lösungsvorschlag nicht geglaubt & mich wieder auf meinen Verstand verlassen. Aber woher soll mein Verstand all die Dinge wissen, wenn ich damit noch keine Erfahrungen gemacht habe? Mein Bauch sagt mir „fühlt sich gut an" oder „nicht". Mein Gefühl auf den Pickup sagte mir auch, es fühlt sich komisch an. Aber ich habe ihm keine Beachtung geschenkt. Ist das alles richtig, was uns unser Bauch signalisiert? Ich treffe eine Entscheidung. Ab sofort werde ich auf meine innere Stimme achten. Neulich, hatte ich den Impuls einer ehrenamtlichen Tätigkeit nachzugehen. Anfangs schenkte ich diesem keinerlei Beachtung. Er wiederholt sich in den folgenden Tagen mindestens drei, vier Mal. Also gut, denke ich mir, dann mache ich das. Ich habe damit begonnen, aber bisher noch keine Antwort auf „Warum soll ich das genau dort machen?" erhalten. Jetzt bleibe ich dran & beobachte, was passiert.

Wertschätzung sich selbst gegenüber

In meinem Leben war ich ständig in einem Wettbewerb. In frühester Kindheit habe ich mit Leistungssport begonnen & viele Wettkämpfe bestritten. In der Schule stehen wir auch im Wettstreit mit unseren Mitschülern. Meine Ausbildungszeit hatte ich etwas lockerer gesehen, da habe ich eher rebelliert als fleißig gelernt. Im Studium sah das wieder anders aus. Ich wollte unbedingt besser sein als meine Mitbewohnerin. So ein Quatsch! Wir waren Freunde & haben uns gemeinsam auf unsere Prüfungen vorbereitet. Als die Noten verkündet wurden, haben wir immer geguckt, wer besser war. In meiner Vertriebslaufbahn hat mich dieser Wettbewerb, „wer ist der beste Verkäufer" viele Jahre begleitet. Immer wieder vergleiche ich mich mit anderen. Das ist einerseits okay, um zu sehen wo ich stehe. Anderseits ist es viel wichtiger, sich mit seinen eigenen Fortschritten zu vergleichen. Denn jeder steht an einer anderen Stelle, hat andere Werte & ein anderes Ziel, was er erreichen will.

Ich gebe zu, das war mir so vorher nie bewusst. Es gab Tage, da war ich so geknickt, weil nichts lief, wie ich es wollte. In solchen Momenten stellte ich gleich meine ganze Kompetenz in Frage. In meinen Gedanken schimpfte ich auf mich, statt mich zu motivieren & meinen Fokus wieder auf mein Ziel auszurichten. Dass mich das nicht gerade wieder in Höchststimmung bringt, spricht für sich. Wie ich das für mich drehen kann, habe ich erst sehr viel später gelernt.

Mir gegenüber wertschätzend zu sein bedeutet auch, nein zu sagen oder das anzusprechen, was mir wichtig ist. Dadurch schaffe ich auch Klarheit meinem Gesprächspartner gegenüber & gebe mir Raum, nicht mehr alles hinzunehmen, wie ich es einst tat. Durch innere Stärke, die ich damit Stück für Stück aufbaue, lasse ich mich nicht mehr so schnell aus der Ruhe bringen, wenn jemand eine andere Meinung hat. Inzwischen kann ich damit sehr gut umgehen.

Aufhören zu bewerten

Mir war bisher gar nicht klar, wie oft ich etwas bewerte. Damit nehme ich vieles persönlich, obwohl es mich selbst gar nicht betrifft. Zum Beispiel leite ich ein Team. Setzt dieses Team das Gelernte aus unserem Training nicht so erfolgreich um, obwohl wir immer wieder ähnliche Prozesse durchgehen, habe ich zwei Möglichkeiten. Entweder ärgere ich mich darüber & bewerte, wie sie sich anstellen oder ich betrachte es neutral & versuche ihnen zu helfen. Ich rege mich nicht mehr darüber auf, weil es nicht wirklich mein Problem ist. Dadurch kann ich offen bleiben & sie viel besser unterstützen. Seit dem haben wir deutlich bessere Ergebnisse.

Ein Tänzchen mit Freunden

Ein runder Geburtstag meiner Freundin, ermöglicht mir einen weiteren Ausgang aus unserer Wohnung. Mein lieber Mann erklärt sich bereit, mich erneut samt Rollstuhl Stufe für Stufe durch das Treppenhaus zu führen. Mühsam ist das auf jeden Fall, schließlich haben die Sanitäter mit ihrem Spezialrollstuhl zu zweit schon zu tun, auch wenn sie mir immer wieder beipflichten, dass ich ein Fliegengewicht sei. Wie dem auch sei.

Ins Auto einsteigen klappt wunderbar. Wir fahren zu meiner Freundin. Sie hat ein schönes Haus mit großem Garten, wo die Party stattfindet. Mit meinem Rollstuhl am Tisch fällt es gar nicht auf, dass ich nicht auf einem normalen Stuhl sitze. Das ist auch völlig egal. Wir sind zusammen & alles ist total entspannt. Zu späterer Stunde wird die Terrasse zur Tanzfläche. Ein guter Freund bittet mich zum Tanz. Ich stelle mich auf seine Füße & er führt uns zur Musik. Das ist echt schön. Eins, zwei Lieder genießen wir so diesen Augenblick. Jetzt ist es gerade völlig egal, ob ich laufen kann oder nicht.

Einige von uns haben den gleichen Heimweg, sodass ich in einem der Autos mitfahren kann. Ich sitze zwischen den anderen auf der Rückbank. Mein Rollstuhl hat Platz im Kofferraum. Es ist weit nach Mitternacht. Glücklicherweise ist mein Mann so lieb, dass er uns unten auf der Straße bereits empfängt. Wir quatschen noch ein paar Minuten & dann fahren sie los. Jetzt startet unser Anstieg in die vierte Etage. Ich bin überglücklich & dankbar, dass ich so liebe Menschen um mich herum habe & das ich all das, trotz dieser Einschränkung, miterleben darf.

Mit Monotasking mehr erledigen

Die Wochen vergehen zwar nicht gerade wie im Flug, aber sie vergehen. Mein Tagesablauf routiniert sich. Ich kann mich immer besser bewegen, zum Beispiel einbeinig kochen oder die Wohnung auf Vordermann halten, aber auch meine Arbeit erledigen & mein Training machen. Ich habe die notwendige Zeit alles in Ruhe zu erledigen. Ich lerne, dass in der Ruhe tatsächlich die Kraft liegt. Alles was ich vorher parallel erledigt hatte, um möglichst viel zu schaffen, klappt jetzt entspannt oft sogar besser.

Meine Ungeduld bricht immer wieder mal durch. Ich war vorher felsenfest davon überzeugt, dass meine parallele Methode viel effektiver sei. Von der Effektivität von Monotasking habe ich zwar immer mal wieder gehört, es aber nicht wirklich geglaubt.

Verrückt

Einmal besucht mich meine Freundin mit ihrer Hundedame Lilly. Die kleine Maus kenne ich schon als Welpe & sie war auch schon das eine oder andere Mal unser Schlafgast. Die Freude ist immer riesig, wenn wir aufeinander treffen. Wie immer, kommt sie voller Freude das Treppenhaus hochgeflitzt. Ich sitze bereits an der Tür um sie zu empfangen, als sie mit ihrem Freudentanz komplett an mir vorbei saust. Sie sucht mich in der Wohnung. Ich bin immer noch an der Tür, als sie mich endlich dort sitzen sieht. In meinem Rollstuhl hat sie mich überhaupt nicht wahrgenommen. Erst im zweiten Moment erkennt sie, wo ich bin & rennt auf mich zu. Ist das niedlich. Sie hat mich zwar gehört, aber bisher kennt sie mich nur aus einer anderen Perspektive.

Auf der Zielgerade

Der entscheidende Arzttermin, auf den ich seit drei Monaten hin fiebere, rückt immer näher. Hier soll sich entscheiden, wann genau ich wieder laufen darf. Vor meinem geistigen Auge läuft seit Wochen täglich dieser Film ab, dass ich an diesem Tag wieder aufstehe, meinen Rollstuhl beiseite stelle & wieder alleine laufe. Ich platze schon fast vor Freude & kann es kaum noch erwarten. Es bedeutet nicht nur, dass ich wieder laufen kann, ich kann ALLES wieder machen. Ich bin wieder vollkommen unabhängig. Außerdem muss ich mich ab diesem Tag nicht mehr spritzen. Das allein, ist schon ein riesen Fest für mich.

Der Ruf der Freiheit

Die Tage davor bereite ich mich noch akribischer auf diesen Termin vor. Ich trainiere härter, um wirklich eine starke Muskulatur aufzubauen. In meinen Gedanken spiele ich immer & immer wieder diesen Tag ab. Ich stelle mir vor, wie mir der Arzt das Okay gibt & ich zu Fuß die Klink wieder verlasse. Außerdem, sehe ich mich schon, wie ich am Abend das erste Mal allein in die Dusche steige & wie ich ab sofort selbstständig unsere Wohnung verlasse, wann immer ich es will. Wie mich meine Kollegen im Büro begrüßen & ich das erste Mal wieder an meinem Schreibtisch sitze & von dort aus arbeite. Wie ich einfach spontan mit meinen Kollegen zum Italiener um die Ecke gehe & mit ihnen gemeinsam zu Mittag esse. Es steigt so eine Freude in mir auf, dass ich es kaum noch erwarten kann.

Tag X

Es ist so weit. Ein Krankentransport holt mich pünktlich zum vereinbarten Zeitpunkt zu Hause ab. Wie wir so in die Klinik fahren, erzähle ich einem der Sanitäter, dass für mich heute ein sehr wichtiger Tag ist & ich seit vielen Wochen darauf hin fiebere. Unsere Fahrt dauert nicht lange nur etwa fünfzehn Minuten. Heute bin ich total aufgeregt & voller Vorfreude. Als wir uns verabschieden, wünschen sie mir noch viel Glück & alles Gute.

Der Wartebereich ist voll. Hier sehe ich Menschen mit gebrochenen Armen, einem gebrochenen Bein & auch noch zwei weitere Rollstuhlfahrer. Ich beobachte einen kleinen Jungen, der mit seiner Mama hier ist. Ihm ist sehr langweilig. Selbst die Spiele können ihn nicht aufmuntern. Irgendwann kommt der erlösende Aufruf & sie können ins Behandlungszimmer. Nach einer halben Stunde bin auch ich endlich dran. Ich halte es schon fast nicht mehr aus.

Wieder kommt es anders

Im Arztzimmer werde ich von einer Schwester empfangen. Sie klärt noch paar formelle Dinge mit mir ab & bittet mich um einen Augenblick um Geduld. Oh man, noch mal warten. Meine Geduld wird wirklich auf die Probe gestellt. Endlich ist er da.

Ich habe einen Termin beim Chefarzt. Er hatte mich operiert. Er nimmt sich wirklich Zeit für mich. Hoch motiviert zeige ich ihm, wie fit ich wieder bin. Ich zeige mich von meiner besten Seite. Mein großes Ziel ist: Heute das Krankenhaus zu Fuß zu verlassen. Er spürt meine Entschlossenheit. Nach einigen Untersuchungen, offeriert er mir seine Entscheidung. Er wählt seine Worte sehr bedacht. Leider ist der Inhalt dennoch für mich niederschmetternd. Er erklärt mir seine Bedenken & dass er mir dringend noch eine weitere Woche Schonzeit empfiehlt. Oh nein! Das darf jetzt nicht wahr sein. Noch eine weitere Woche im Rollstuhl. Diese Information ist echt hart für mich.

Jetzt muss ich einen Krankenrücktransport für meinen Heimweg bestellen. Dafür bekomme ich einen Schein vom Krankenhaus ausgestellt sowie einen weiteren für die nächste Woche, wenn ich meinen zweiten Termin, den ich gerade bekommen habe, wahrnehmen kann.

In einem der Behandlungszimmer steht eine Liege auf die ich mich legen darf, um mein Becken nach dem vielen sitzen etwas zu entlasten. Ich bin sehr, sehr traurig. Jetzt liege ich hier, völlig allein auf einer Krankenhausliege & warte zwei Stunden, bis ich endlich abgeholt & wieder nach Hause gebracht werde. In dieser Zeit telefoniere ich mit meiner Familie, die mich versuchen etwas aufzumuntern. Langsam fange ich mich wieder. Ich bitte eine Schwester mir die Thrombosespritze zu geben, dann ist das zumindest für heute auch erledigt. Die Schwestern sind echt lieb zu mir. Hin & wieder schauen sie nach mir & muntern mich etwas auf.

Endlich kommt der Krankentransport. Die Sanitäter sind lustig. Sie erkennen sehr schnell, dass ich mich gerade nicht in einer sehr guten Verfassung befinde. Sie erzählen mir lustige Geschichten, die sie erlebt haben, um mich etwas abzulenken. Ich muss sagen, dass ist ihnen echt gelungen. Wir müssen tatsächlich einige Male herzhaft lachen. Nachdem sie mich nach oben getragen haben & ich wieder in meiner Wohnung bin, bricht meine Enttäuschung noch mal komplett aus mir heraus. Glücklicherweise kann mein Mann früher Feierabend machen & ist auch relativ bald zu Hause. Noch etwas verweint empfange ich ihn an der Tür. Er ist so ein lebensfroher Mensch, das er mich recht schnell von Vorteilen überzeugen kann, warum es nicht so schlimm ist, eine weitere Woche zu warten. Also gut, alles jammern hilft ja auch nicht. Also geht es weiter wie gehabt. So schlimm ist es tatsächlich nicht, da ich vieles wieder alleine machen kann. Das hatte ich kurz aus den Augen verloren. Heute machen wir uns auf jeden Fall einen schönen Abend. Am nächsten Tag geht es mir schon wieder besser. Ich war die ganze Zeit so auf diesen einen Tag fixiert, dass ich vergessen hatte, wie weit ich trotzdem schon gekommen bin. Da kommt es tatsächlich nicht auf die eine Woche an. Das beruhigt mich & verbessert meine Laune deutlich.

Das Leben geht weiter

Die nächsten Tage verlaufen normal weiter. Die zusätzliche Woche im Rollstuhl, habe ich sehr schnell für mich akzeptiert. Für das kommende Wochenende hatten wir uns schon Monate im Voraus, für einen Halbmarathon angemeldet. Mit dem Training dafür, haben wir bereits vor unserem Urlaub begonnen. Für mich fallen dieser Lauf, sowie alle anderen geplanten Sportveranstaltungen, dieses Jahr aus.

Es ist Samstagmorgen, als wir uns auf den Weg dorthin machen. Da wir bereits ein eingespieltes Team sind, führt mich mein Mann mit dem Rollstuhl Stufe für Stufe durch unser Treppenhaus. Es bleibt stets ein kleines Abenteuer, ob wirklich alles gut geht. Aber, es klappt wie immer, wunderbar. Wenn wir diese Prozedur machen tut mir Steffen echt leid, weil es wirklich mühsam ist. Die Sanitäter haben schon zu zweit ordentlich zu tun, mein Mann kämpft sich allein mit mir durch. Unten angekommen machen wir eine kurze Verschnaufpause, dann geht es ins Auto. Wie aufregend, jetzt starten wir unsere Reise. Etwa eineinhalb Stunden fahren wir bis zu unserem Ziel. Vor Ort treffen wir die anderen. Was für eine Freude. Meine Schwägerin ist mit ihrem Lebensgefährten auch da. Wir sehen uns nicht sehr oft, was unser Wiedersehen umso schöner macht. Alle sind schon aufgeregt, in einer Stunde geht es los. Die Läufer werden vom Veranstalter zum Start gefahren. Wir verabschieden uns.

Halbmarathon

Wir laufen schon seit einigen Jahren, diesen Halbmarathon an der Goitzsche in Sachsen-Anhalt. Die Laufstrecke geht dabei am großen Goitzschesee entlang. Mit dem Wetter hatten wir die letzten Jahre immer Glück, was die Kulisse noch schöner macht. Bisher sind jeweils mein Papa, mein Mann & ich mitgelaufen. Im Ziel wurden wir jedes Mal freudig von meinem Großonkel & meiner Mama empfangen. Wir hatten also immer unsere Fans mit dabei. Dieses Jahr ist die Verteilung etwas anders. Diesmal laufen meine Schwägerin, mein Mann & mein Papa mit. Der Lebensgefährte meiner Schwägerin, meine Mama & ich warten im Zielbereich auf unsere Läufer. Leider ist mein Großonkel vor einem Jahr verstorben. Ihm zu Ehren, wollen wir diese Tradition unbedingt fortsetzen.

Wir haben jetzt etwa zwei Stunden Zeit, bis unsere Läufer im Ziel ankommen. Die Sonne scheint, aber der Wind ist sehr frisch. Zum Laufen ist das Wetter super. Hier im Ziel zwei Stunden zu warten, ist es etwas zu kalt. Da es verschiedene Läufe gibt, unter anderem eine Staffel, einen Zehnkilometerlauf sowie einen Marathon haben sich einige Aussteller hier eingefunden & ihre Stände für die Sportler aufgebaut. Wir drei vertreiben uns die Zeit mit Essen, Kaffee trinken, quatschen & inspizieren aller Verkaufsstände. Etwas durchgefroren, begeben wir uns in den Zielbereich. Langsam müssen unsere Läufer wieder eintreffen. Es dauert nicht mehr lange, als der erste um die Ecke einbiegt. Gemeinsam mit dem Moderator & den anderen Zuschauern, feuern wir ihn lauthals an. Kurz darauf kommen auch die anderen beiden ins Ziel. Glücklich aber erschöpft bekommen sie im Zielbereich noch etwas zu essen & zu trinken. Dann geht es unter die Dusche. Die Veranstaltung ist echt gut durchorganisiert.

Nach dem Lauf

Nachdem alle frisch geduscht zurück sind beschließen wir, gemeinsam in das Café am See zu gehen. Vom Parkplatz sind es etwa einhundert Meter zu Fuß. Auf dem Weg dorthin, müssen wir zuerst einen ziemlich steilen Berg hinunter. Danach verläuft der Weg etwas ebener. Kurz bevor wir das Café erreichen, sind noch zwei kleine Hügel zu überwinden. Mein Mann schiebt meinen Rollstuhl, damit es für mich weniger anstrengend ist & sich mein rollendes Gefährt nicht gleich auf dem ersten Stück selbstständig macht.

Das Café ist sehr liebevoll eingerichtet. Wir finden einen Platz, wo auch ich mit meinem Rollstuhl hinkomme. Endlich sind wir alle wieder zusammen. Nachdem wir Kaffee & Kuchen bestellt haben, verfallen wir in eine ausführliche Laufauswertung. Es wird immer lustiger bei uns. Jeder erzählt ausführlich, was er unterwegs erlebt hat. Dabei kommen lustige Episoden heraus. Teilweise klingt es, als hätten sie unterschiedliche Läufe gemacht. Ich kenne das sehr gut. Während des Laufes entwickelt sich eine Art Tunnelblick. Dann tut es einem mal hier weh oder es läuft auf einmal richtig gut. Es macht richtig Spaß, mit ihnen die Strecke auszuwerten. Ich kenne sie ja noch aus den Vorjahren & kann mich an die eine oder andere Stelle gut erinnern, von der sie gerade erzählen. Jetzt ist mir der Rollstuhl tatsächlich egal. Ich bin total dankbar, dass ich trotzdem hier dabei sein kann.

Endlich wieder laufen!

Es vergehen noch ein paar Tage, bis ich meinen zweiten Kontrolltermin im Krankenhaus habe. Die Abläufe sind ähnlich wie vorher & die Thrombosespritze bekomme täglich von meiner Freundin verabreicht. Oh je, bis jetzt habe ich es immer noch nicht geschafft mich zu überwinden. Von der ganzen Spritzerei tut mir inzwischen der Bauch so weh, dass ich mich erst recht nicht dazu überwinden kann. Ich kann nicht mal hingucken, wenn sie zusticht. Zum Glück hat das bald endlich ein Ende.

Der Tag der Entscheidung

Es ist endlich Donnerstag. Heute Nachmittag habe ich meinen zweiten Kontrolltermin. Wieder werde ich von einem Krankentransport von zu Hause abgeholt. Damit ich pünktlich abgeholt werden kann, habe ich diesen am Montag rechtzeitig bestellt. Den organisatorischen Part habe ich immer selbst erledigen dürfen. Wie gewohnt, holen sie mich mit ihrem mobilen Tragerollstuhl ab. Meinen Rollstuhl nehmen sie ebenfalls mit. Den brauche ich im Krankenhaus wieder. Auf der Fahrt in die Klinik unterhalten wir uns etwas. Sie erkundigen sich interessiert, was mir genau passiert ist. Ich erzähle ihnen von meinem Unfall. Es fahren mich immer andere Sanitäter & für sie ist meine Geschichte wieder neu. Von meinem Unfall habe ich in den letzten drei Monaten bestimmt über einhundertmal erzählt. Sie spüren meine Aufregung & drücken mir die Daumen, dass es heute für mich klappt. Sie bringen mich noch in die Ambulanz & dann verabschieden wir uns. Jetzt bin ich richtig aufgeregt & voller Vorfreude. Heute muss es einfach klappen.

Nach einiger Zeit im Wartezimmer, werde ich endlich aufgerufen. Wieder empfängt mich erst eine Schwester. Einige Minuten später kommt der Chefarzt wieder rein. In der nächsten halben Stunde checkt er mich noch einmal komplett durch. Er sieht zufrieden aus. Endlich spricht er meine so ersehnten Worte aus: „Sie dürfen wieder laufen". Am liebsten würde ich ihm jetzt um den Hals springen. Er gibt mir noch einige Tipps, worauf ich unbedingt achten muss. Dann stellt er mir die Bescheinigung für die Rehabilitation aus & wir stimmen einen weiteren Kontrolltermin im nächsten Monat ab. Außerdem sprechen wir über den Termin in einem halben Jahr, wann die Materialentnahme erfolgen soll. Das wird auch noch mal ein großer Eingriff. Aber erst in einem halben Jahr! Jetzt will ich erst mal unbedingt aus diesem Rollstuhl raus.

Meine ersten Schritte

Ich bin gerade der glücklichste Mensch auf der ganzen Welt. Er spürt meine Euphorie & bittet mich eindringlich unbedingt langsam anzufangen. Das heißt, ein paar Schritte in Begleitung, falls meine Muskelkraft nicht ausreicht. Außerdem legt er mir nahe, mich die vier Etagen im Rollstuhl hoch tragen zu lassen, weil meine Kräfte möglicherweise noch nicht ausreichen.

Schritt für Schritt soll ich langsam wieder mit dem laufen beginnen. Ja, genau! Ich nicke & versichere ihm, dass ich aufpasse. Wir verabschieden uns. Ich könnte schreien vor Glück. Ich verabschiede mich auch von den Schwestern. Juhu, ab heute brauche ich keinen Rücktransport mehr. Langsam rolle ich mit meinem Rollstuhl zum Haupteingang. Die Eingangshalle ist groß & breit. Jetzt rufe ich erstmal meinen Mann an. Wir feiern schon am Telefon diese geniale Neuigkeit. Endlich wird alles wieder leichter. Er braucht noch ein paar Minuten, bis er da ist. Diese Zeit nutze ich, um es schon mal zu probieren, alleine ein Stück zu laufen. Also stelle ich meinen Rollstuhl an einer Wand ab & mache meine ersten Laufversuche. Es ist herrlich. Langsam komme ich Schritt für Schritt voran. Ich gehe etwa zwei Meter vor & dann laufe ich sie wieder zurück. Immer in der Nähe meines Rollstuhls, falls doch irgendwas ist. Ich bin noch etwas vorsichtig & will mein Glück nicht gleich sofort herausfordern. Zwei meiner bisher betreuenden Ärzte in der Klinik kommen gerade vorbei & sehen meine ersten Schritte. Sie kommen kurz rüber & freuen sich richtig mit mir. Dann verabschieden wir uns & wünschen uns alles Gute. In einem halben Jahr etwa, sehen wir uns zur Materialentnahme wieder.

Weiter geht es Schritt für Schritt an der Wand entlang. Es ist ungewohnt & noch etwas wackelig für mich, aber weiß, ich habe meine Beinmuskulatur die ganze Zeit gut darauf vorbereitet.

Mein Mann hält direkt vor dem Eingangsbereich. Als er reinkommt, ist die Freude riesengroß. Wir fallen uns jubelnd in die Arme & drücken uns ganz lange. Endlich haben wir wieder einen Meilenstein geschafft. Die nächsten Minuten gehen wir gemeinsam noch einige Schritte im Eingangsbereich hin & her. Das klappt hervorragend. Jetzt können wir los.

Ich halte mich an seinem Arm fest & so laufen wir gemeinsam zum Auto. Das einsteigen gelingt noch nicht so flüssig aber ich bin drin. In der Zwischenzeit verstaut Steffen den Rollstuhl im Kofferraum. Wir wollen natürlich jetzt noch nicht nach Hause. Das Wetter ist großartig. Also überlegen wir, was wir jetzt machen. Wir entscheiden uns für einen Stadtbummel. Steffen parkt unser Auto in unserer Straße. Der Rollstuhl bleibt da wo er ist, im Kofferraum. Vom Parkplatz aus, sind es nur ein paar hundert Meter in die Stadt. Wir laufen los. Wir haben in etwa das Tempo einer Schnecke. Das ist uns aber egal. Hauptsache wir sind zusammen & wir laufen gemeinsam. Wir entscheiden uns für ein chinesisches Restaurant, was wir schon vor unserem Unfall gerne aufgesucht haben. Jetzt sind wir seit über drei Monaten das erste Mal wieder hier. Es ist einfach großartig, wieder ein Stück Normalität zurück zu haben. In aller Ruhe essen wir & erzählen & erzählen & erzählen. Irgendwann machen wir uns auf den

Rückweg, der im gleichen Schneckentempo abläuft. Es waren vielleicht insgesamt, hin & zurück mit einer längeren Pause dazwischen, fünfhundert Meter. Diese kurze Strecke hat mich tatsächlich etwas müde gemacht. Ich will trotzdem unbedingt die vier Etagen selber hoch laufen & nicht noch mal im Rollstuhl hoch getragen werden. Bisher hat das Laufen schließlich gut geklappt, also schaffe ich die Treppe auch noch.

Stufe für Stufe steige ich allein nach oben. Dabei halte ich mich am Treppengeländer fest. Es ist echt anstrengend aber auch gleichzeitig so befreiend. Seit drei Monaten sitze ich oder liege ich. Endlich kann ich mich wieder frei bewegen, wenn auch noch sehr langsam.

Die ganze Zeit bleibt mein Mann bei mir. Ab der zweiten Etage, machen wir auf den nächsten Treppenabsätzen jeweils eine kurze Pause. Ich setze mich auf eine der Stufen & ruhe mich für einen Moment aus. Wer sagt denn, dass ich alle Stufen auf einmal schaffen muss. Das ist eher ein kleiner Wettbewerb mit mir selbst. Am Ende ist doch das Ziel heil oben anzukommen.

Ziel heil erreicht. Nach einer gefühlten Ewigkeit, komme ich in unserer Wohnung an. Ich bin so glücklich. Endlich kann ich wieder alleine laufen. Niemand muss mich mehr hoch & runter tragen. Ich kann unsere Wohnung allein verlassen, wann immer & so oft, wie ich will. Dieser Gedanke ist so befreiend. Jetzt brauche ich meinen Rollstuhl nicht mehr.

Mein Rollstuhl – mein Tor zur Freiheit

Ohne meinen Rollstuhl wäre ich ziemlich aufgeschmissen gewesen. Ich hätte mein Bett nicht verlassen können, hätte damit eine Bettpfanne gebraucht & wäre auf Vollzeitpflege angewiesen. Außerdem wäre ich die drei Monate so gut wie gar nicht herausgekommen. Ich hätte mich in unserer Wohnung gar nicht bewegen können. Ganz & gar zu schweigen zum Geburtstag meiner Freundin oder den Tagesausflug zur Arbeit meines

Mannes mitzukommen. Ich wäre nicht beim Halbmarathon dabei gewesen & hätte mit hoher Wahrscheinlichkeit auch nicht so erfolgreich arbeiten können. Meine Laune wäre garantiert wesentlich betrübter. Durch meinen Rollstuhl konnte ich all diese Dinge machen & erleben. Deshalb bin ich super dankbar, dass ich ihn für diese Zeit hatte. Er war mein Tor zur Freiheit. Ab dem Tag, als ich wieder laufen kann, nutze ich meinen Rollstuhl nicht mehr. Der Rollstuhl gehört mir nicht persönlich. Er steht mir nur für den Zeitraum zur Verfügung, in dem ich ihn tatsächlich benötige.

Die Kosten werden von der Krankenkasse getragen. Ich habe lediglich eine kleine Selbstbeteiligung zu leisten. Nachdem ich ihn jetzt nicht mehr brauche, organisiere ich bei der orthopädischen Werkstatt seine Rücknahme. Da ich jetzt wieder laufen kann, bringen wir ihn selbst zurück. Es ist nicht weit von uns. Eine der Niederlassungen ist direkt in unserer Stadt.

Wieder richtig laufen lernen

Noch am Abend, als ich das erste Mal wieder laufen kann, verkünde ich voller Freude meinem Physiotherapeuten, dass ich ab sofort wieder zu ihm komme. Glücklicherweise ist seine Praxis eine Straßenecke weiter, maximal einhundert Meter von uns entfernt. Er bestellt mich gleich für den nächsten Tag zu sich, damit ich sofort wieder richtig laufen lerne & sich erst gar keine Schonhaltung einschleicht. Es stellt sich heraus, dass das eine sehr gute Idee ist. Normalerweise bräuchte ich zwei Minuten zu ihm. Sicherheitshalber plane ich mindestens zehn Minuten ein.

Langsam steige ich in unserem Treppenhaus, Stufe für Stufe hinunter. Hier kann ich mich wunderbar am Treppengeländer festhalten. Draußen bin ich noch etwas unsicher, weil ich mich nirgendwo festhalten kann. Vorsichtig laufe ich Schritt für Schritt in Richtung seiner Praxis. Bevor ich sie erreiche, muss ich noch eine stark befahrene Straße überqueren. Ja, zur Sicherheit könnte ich jetzt fünfzig Meter weiter zur Ampel laufen, die ich aber dann auf der anderen Straßenseite wieder zurücklaufen muss. Das will ich nicht. Also kämpfe ich mich Stück für Stück im Schneckentempo über diese Straße. Die Fahrspuren werden durch zwei Straßenbahnlinien getrennt. Hier kann ich kurz pausieren, bis die nächste große Lücke kommt, um das letzte Stück der Straße zu passieren. So, das ist geschafft! Um zur Praxis zu kommen, sind noch ein paar Stufen zu überwinden. Jetzt bin ich endlich da. Gut, dass ich zehn Minuten eingeplant habe.

Mein Physiotherapeut checkt erstmal meine körperliche Verfassung. Aufgrund meiner Verletzungen sowie der vielen Wochen im Sitzen, sind bei mir einige Blockaden zu lösen. Anschließend machen wir ein Lauftraining. Nicht zu fassen, auf was ich alles achten darf. Das war mir vorher gar nicht klar. Hätte ich es allein gemacht, hätte ich einen Schiefstand produziert. Unbewusst falle ich immer wieder in eine Schonhaltung zurück. Das darf ich also die nächsten Tage bewusst üben. Auch Treppensteigen üben wir. Nach ein paar Mal auf & ab, habe ich es drin. Das war es erstmal für heute.

Langsam, mit allen Tipps im Kopf, laufe ich wieder nach Hause. Auch dieses Mal entscheide ich mich für die Lücken zwischen den Autos, statt den Umweg zur Ampel zu machen. Ich achte bewusst auf meine Gangweise & korrigiere mich immer wieder. Auch mein Treppensteigen analysiere ich kritisch. So komme ich zwar noch langsamer voran, aber meine Technik ist weitestgehend korrekt. Da es viele Stufen sind, verinnerliche ich es immer besser. Bei meinem nächsten Ausflug kann ich es schon leichter umsetzen. Dadurch mache ich schnell Fortschritte & kann schon sehr bald wieder flüssig laufen. Ich hätte nicht gedacht, dass ein Lauftraining wirklich notwendig ist. Seit dem ich auf die Technik achte, werde ich immer sicherer auf den Beinen & denke nicht mehr darüber nach, was alles passieren könnte.

Bald schon bin ich jeden Tag unterwegs. Ich verabrede mich mit Freunden & besuche meine Kollegen. Hallo Leben, ich bin wieder zurück.

Mit diesen Schmerzen habe ich nicht gerechnet

Gleich am nächsten Tag, nachdem ich mein Okay bekommen habe, melde ich mich in unserem ortsansässigen Reha-Zentrum an. Es dauert noch etwa zwei Wochen, bis ich starten darf. Diese Zeit nutze ich mit unserem Physiotherapeuten, um meinen Heilungsprozess weiter auszubauen. Wir arbeiten in der Woche dreimal für eine Stunde zusammen. Ich hätte nicht gedacht, wie schmerzhaft das sein kann. An manchen Tagen bin ich schweißgebadet vor Schmerz. Hinterher geht es mir allerdings immer besser, warum ich eben auch dranbleibe.

Schon vor dem Unfall hat er mich hin & wieder nach größeren Läufen beziehungsweise Wettkämpfen behandelt, was auch meist nicht sehr angenehm war. Die Behandlungen jetzt, sind noch mal eine ganz andere Hausnummer. Mein ganzer Muskelapparat muss wieder gelockert & Blockierungen gelöst werden. Die Stauchungen durch den Unfall sowie meine stark eingeschränkte Beweglichkeit, lassen uns nur langsam Schritt für Schritt vorankommen.

Als meine Reha beginnt, unterbrechen wir unsere Arbeit. In den nächsten Wochen bekomme ich dort täglich Physiotherapie.

So kreiere ich mir gute Laune

Die restliche Zeit verteile ich auf Arbeitszeit, ausruhen, Haushalt & meine Freunde treffen. Ich fühle mich so unendlich frei. Am liebsten würde ich die ganze Welt auf einmal besuchen.

Ein paar Stunden am Tag verbringe ich inzwischen im Büro. Außentermine kann ich noch nicht wahrnehmen, aber im Innendienst bereits einiges wieder ankurbeln. Außerdem habe ich wieder eine Aufgabe. Ich finde es wichtig eine Aufgabe zu haben, damit sich der Fokus darauf ausrichten kann, statt sich darin zu verlieren, was gerade nicht ist oder nicht funktioniert. Das bringt nur schlechte Laune. Das habe ich relativ schnell gelernt.

Als ich anfangs noch auf sehr viel auf Hilfe angewiesen war, habe ich mich oft abhängig & teilweise sogar nutzlos gefühlt. In meinen Gedanken war ich der Meinung, dass ich für unsere Lebensqualität nichts beitragen kann. Ich arbeite nicht, dadurch verdiene ich kein Geld, ich kann nur sehr wenig selber machen & dadurch alltägliche Abläufe nicht erleichtern wie zum Beispiel einkaufen, Essen kochen, Haushalt oder andere Wege erledigen. Das alles müssen gerade andere für mich machen. Manchmal fühle ich mich wie Ballast & total nutzlos. Das kratzt natürlich ordentlich an meinem Selbstwert & Selbstbewusstsein.

Bevor ich komplett ins „Tal der Tränen" abtauche, „rüttelt" mich mein Mann mit seiner positiven Lebensweise wieder wach. Stimmt, jammern zieht mich nur noch mehr herunter. Lustigerweise hat sich die ganze Zeit niemand darüber beschwert, dass ich gerade nicht sehr viel machen kann. Stattdessen werden sogar einige Dinge gern von meiner Familie oder von Freunden übernommen. Dieses ganze Spektakel, dass ich nichts Wert bin, läuft nur in meinem Kopf ab & stimmt mich traurig beziehungsweise deprimiert. Also überlege ich, was ich machen kann, dass ich mich wieder besser fühle. Ich lerne, dass ich mir meine Erfolge, auch wenn sie noch so klein sind, bewusst mache. Dass ich mich daran erfreue, wieder ein Stück weiter gekommen zu sein. Das ich niemanden auf der Tasche liege, sondern das ich Stück für Stück meine selbstgewählten Aufgaben umsetzen kann. Damit beweise ich mir selbst, dass ich genauso wertvoll bin wie alle anderen auch. Dann ist es egal, dass ich gerade nicht alles machen kann, weil ich im Moment stark eingeschränkt bin. Es bestärkt mich in der Tat, ich fühle mich glücklicher & es ist wie ein Balsam für mein Selbstbewusstsein.

Die Momente, in denen ich mich deprimiert fühle, erlebe ich in den drei Monaten von Zeit zu Zeit immer wieder. Dann erinnere ich mich daran, was ich alles schon wieder kann & dafür bin ich unendlich dankbar. Das hilft mir sehr, meine Stimmung zu verbessern & mein Selbstbewusstsein wieder zu stärken.

Nichts geht über eine gute Planung

In zwei Wochen ist es soweit, dann starte ich endlich mit der Rehabilitation. Sie soll mir helfen eine wesentliche Verbesserung meiner funktionalen Gesundheit wieder herzustellen.

Ganz bewusst entscheide ich mich für eine ambulante Reha. Zum einen möchte ich die Abende mit meinem Mann verbringen, zum anderen wieder arbeiten & meine Freunde sehen. Drei Wochen an einem ganz anderen Ort zu verbringen, kommt deshalb für mich überhaupt nicht infrage.

Ich habe das große Glück, dass es mir sehr schnell wieder gut geht. Das mein Körper aber die ganze Zeit auf Hochtouren läuft, um meine Heilung zu bestreiten, kommt mir dabei nicht wirklich in den Sinn. Dafür fehlt mir ganz klar das Bewusstsein. In meinem Kopf heißt es „mir geht es gut, also weiter geht's".

Durch die halben Tage in der Reha, verlegt sich auch meine Arbeitszeit. Also treffe ich eine entsprechende Vorplanung. Weil ich so glücklich bin, endlich meiner Arbeit wieder nachgehen zu können, plane ich meine Tage entsprechend so ein, dass ich bis zum frühen Nachmittag im Reha-Zentrum bin & anschließend auf Arbeit gehe. Schließlich sind die meisten Kundentermine eh am späten Nachmittag beziehungsweise abends. Das passt also prima.

Reha, let's start

Es ist Montagmorgen 7 Uhr, als der Fahrdienst an unserer Tür klingelt, um mich abzuholen. Durch die Freisprecheinrichtung höre ich eine freundliche Stimme, ob ich Hilfe bräuchte. Ich lehne dankend ab & gebe Bescheid, dass ich gleich da bin. Die Treppe herunterrennen kann ich zwar noch nicht, aber ich bin inzwischen sehr viel schneller geworden. Die nächsten Wochen bin ich auf den Fahrdienst angewiesen, weil ich immer noch nicht selbst mit meinem Auto fahren darf.

Im Fahrzeug sind wir im Moment zu zweit. In der nächsten halben Stunde holen wir vier weitere Fahrgäste von ihrem Zuhause ab. Dann geht es endlich in das Reha-Zentrum. Wir sind pünktlich kurz vor 8 Uhr da. Ich war noch nie zuvor hier. Also laufe ich den anderen erstmal hinterher & beobachte die Abläufe. Am Empfang melde ich mich an. Jetzt darf ich noch eine Menge Papierkram ausfüllen & unterschreiben. Dann geht es langsam los.

Zuerst werde ich gebeten meine Sportsachen anzuziehen & mich in einer halben Stunde an dem benannten Treffpunkt einzufinden. Wir sind in etwa fünf neue Patienten, die heute hier ihren ersten Tag haben. Eine Therapeutin kommt zu uns & erklärt uns alle weiteren Abläufe. Sie zeigt uns, wo wir was finden. Nach etwa zwanzig Minuten sind wir durch. Am Empfang bekomme ich meinen Stundenplan in die Hand. Damit weiß ich genau, wo ich wann eingeplant bin. Mal arbeite ich allein an Trainingsgeräten, mal bin ich in einer Gruppe, ein anderes Mal bin ich in der Physiotherapie oder darf mich eine halbe Stunde mit Fango im Ruheraum entspannen. An manchen Tagen habe ich sogar einen Schwimmkurs. Mein Tagesablauf ist sehr gut durchstrukturiert & abwechslungsreich. Selbst zum Mittagessen bin ich eingeplant. Die längsten Tage gehen bis 14 Uhr, dann werde ich wieder von einem Fahrdienst nach Hause gefahren.

Mein Turbo ist gestartet

In den ersten Tagen habe ich tatsächlich ordentlich Muskelkater. Über mehrere Stunden verteilt, kräftige ich meinen gesamten Körper. Es ist anstrengender als ich mir anfangs eingestanden habe. Das Angebot bezieht nur das Thema Sport & Bewegung ein, sondern es werden auch Kurse zur Ernährung angeboten. Das interessiert mich. Neugierig melde mich für einen dieser Kurse an.

Wir sind eine Gruppe von circa sieben Patienten, die gemeinsam mit einer Therapeutin ein Mittagessen kochen. Es wird geschnippelt, geformt, gerührt, gebraten & gekocht. Wir sind eine lustige Runde & helfen uns auch gegenseitig. Es macht echt Spaß mit mehreren zusammen zu kochen. Jeder erfüllt einen kleinen Teil für die gesamte Zubereitung. Die Therapeutin passt auf, beantwortet Fragen & hilft zwischendurch mit & erklärt etwas zu den einzelnen Lebensmitteln. Einige wollen Gewicht verlieren & lernen in diesem Kurs, welche Alternativen sie zu ihren Essgewohnheiten nutzen können. Ich will zwar kein Gewicht verlieren, aber interessant finde ich es auch. Irgendwie esse ich doch meistens im Großen & Ganzen immer wieder das gleiche. Hier lerne ich auch Lebensmittel kennen, die ich zuvor noch gar nicht ausprobiert habe.

Nachdem alles fertig ist, dürfen wir es natürlich auch essen. Weil es mir echt Spaß gemacht hat, mache ich diesen Kurs in der folgenden Woche noch einmal mit. Diesmal kochen wir etwas ganz anderes. Auch dieses Essen ist wieder super lecker. Die Rezepte, die ich hier mitbekomme, koche ich auch später hin & wieder mal nach.

Zum Mittag sitze ich immer neben jemand anderem. Meist kommen wir ins Gespräch. Einige erzählen mir unter anderem, wie erschöpft sie nach dem halben Tag in der Reha sind & sich deshalb am Nachmittag erst einmal schlafen legen beziehungsweise sich ausruhen. Das nehme ich zur Kenntnis, denke aber nicht weiter darüber nach. Außerdem bin ich um einiges jünger als sie. Mein Antrieb ist, alles so schnell wie möglich wieder normal machen zu können. Also mache ich alles, was dafür notwendig ist. Dabei erkenne ich nicht, dass ich schon wieder einmal, wie vor dem Unfall, meinen Turbo angeschmissen habe. Statt meinem Körper nach der Reha etwas Erholung für die Heilung zu gönnen, gehe ich lieber auf Arbeit. Für mich stellt sich gar nicht die Frage, ob ich mich nachmittags hinlege oder zur

Arbeit gehe. Mir geht es prima. Demnach habe ich es immer noch nicht verstanden, weil ich schon wieder genauso agiere, wie früher. Glücklicherweise ist mein Körper gnädig mit mir & sein Heilungsprozess verläuft gut.

Nicht jeder ist so motiviert

Ich bin total dankbar, dass ich in diesen drei Wochen meinen Körper extrem gut in seinem Heilungsfortschritt unterstützen kann. Diese Ansicht teilen nicht alle Patienten. Hin & wieder kann ich Menschen beobachten, ob in einer meiner Gruppen oder an den Trainingsgeräten, die meiner Meinung nach nicht verstanden haben, warum sie hier sind. Teilweise werden Übungen ausgelassen, es wird gejammert & nicht richtig mitgemacht. Im Laufe der Wochen lassen sich diese Patienten leicht identifizieren. Ihre Fortschritte sind entsprechend.

Ein Herr, der jeden Morgen auf der Hinfahrt im Auto neben mir sitzt, fragt mich in der zweiten Woche „Was haben Sie denn verbrochen, dass Sie hier sind?" Darüber muss ich echt schmunzeln. In der Tat habe ich ein sehr sportliches Erscheinungsbild. Auf den ersten Blick sind meine Verletzungen nicht sichtbar. Ich gebe ihm einen kurzen Einblick, was mir passiert ist & erkläre ihm, dass ich jeden Tag hart an meinen Fortschritten arbeite. Ich will so schnell wie möglich wieder selbstständig meinen Tagesablauf bestreiten. Also mache ich alles, was mir die Reha anbietet, mit.

Es gibt die Möglichkeit eine Woche zu verlängern. Das ist zwar aufwendig, bringt mich aber ungemein weiter. Weil ich so fleißig bin & dadurch so gut vorankomme schaffe ich es, die Bewilligung für diese weitere Woche zu erhalten. Normalerweise ist das gar nicht so einfach. Regulär werden nur fünfzehn Tage bewilligt. Diejenigen die noch Defizite haben, können weitere fünf Tage beantragen. Auf den ersten Blick sehe ich zwar nicht so aus als ob ich das bräuchte, aber diese weiteren fünf Tage helfen mir unheimlich gut. Schließlich bin ich an zwei Stellen in meinem Körper jeweils ordentlich kaputtgegangen.

Ein Herr, der mit mir am selben Tag gestartet ist, bekommt ebenfalls eine Zusage für eine Verlängerung. Er hat bisher kaum Fortschritte gemacht, deshalb soll er noch eine Woche länger bleiben. Er ist einer derjenigen, die den Aufenthalt nicht sehr ernst nehmen. Deshalb nutzt er auch diese Chance kaum. An meinem letzten Tag in der Reha sehe ich ihn, fast noch genauso schlecht an seinen Krücken laufen, wie am Anfang. Komisch, ich hätte alles Mögliche getan, um die Gehhilfen so schnell wie möglich wieder loszuwerden.

Nach der Reha ist vor der Reha

Am vorletzten Tag habe ich meine Abschlussuntersuchung. Hier schaut sich ein Arzt meine Befunde & meinen aktuellen Zustand an. Wir besprechen die weiteren Schritte. Um meinen Rehabilitationserfolg weiter auszubauen, bietet er mir ein Nachsorge-Programm von der Deutschen Rentenversicherung an. Es ist ein Programm zur Rehabilitationsnachsorge (kurz: IRENA genannt) & dient der Festigung sowie der Stabilisierung. Ich kann mit diesem Programm direkt im Anschluss meiner Reha weitermachen.

Natürlich nutze ich diese Chance. Bis auf die Physiotherapie, kann ich alle Leistungen des Reha-Zentrums weiterhin in Anspruch nehmen. Den größten Anteil der Kosten trägt die Deutsche Rentenversicherung, einen kleinen Eigenanteil bezahle ich selbst.

Also bin ich die nächsten drei Monate jede Woche mindestens dreimal, für jeweils zwei Stunden hier. Inzwischen darf ich wieder selbst mit meinem Auto fahren & kann mir so meine Zeiten frei einplanen.

Innere Kräfte aktivieren

Meine Tage im Büro werden länger, da ich meine Außentermine inzwischen wieder selbst wahrnehme. Manche Tage sind sehr anspruchsvoll, da ich stundenweise in die Reha fahre & anschließend wieder weiter arbeite. Dann steigen in mir die Gedanken auf, die eine oder andere Einheit abzusagen. Worauf sich sofort der Apell meines schlechten Gewissens meldet & mich daran erinnert, warum ich mich für die IRENA angemeldet habe. Also, fahre ich doch hin. Mein Körper dankt es mir. Meine Muskulatur wird stärker & ich fühle mich fitter.

Inzwischen habe ich auch wieder mit Yoga angefangen. In meine ursprüngliche Gruppe kann ich im Moment noch nicht zurück. Dafür sind meine verletzten Körperstellen noch nicht stabil genug & ausreichend verheilt. Für diejenigen wie mich, mit körperlichen Einschränkungen, gibt es den Kurs „Yoga sanft". Einmal in der Woche dehne & kräftige ich meinen Körper mit einfachen Yogaübungen. Yoga ist für mich sehr wichtig. Hier geht es nicht nur um die Bewegung, sondern auch den Zugang zu sich selbst zu finden. Es gibt mir Kraft, mich selbst besser kennenzulernen, meine innere Stimme mehr wahrzunehmen & mehr im Hier & Jetzt zu sein.

Das muss wieder raus

Ein halbes Jahr später: Der Termin für die Materialentnahme an meinem Becken rückt näher. Als Vorbereitung dafür durchlaufe ich einige Untersuchungen. Zuerst muss ich bei einem weiterführenden Arzt vorsprechen. Seitdem ich aus dem Krankenhaus raus bin, war ich bei ihm schon einige Male zur Kontrolle. Er checkt meine Beweglichkeit & meinen Gesamtzustand. Außerdem werde ich umfangreich geröntgt. Anschließend bekomme ich meinen Befund sowie alle Röntgenbilder, die ich auf einer CD mitbekomme, für die Klinik ausgehändigt. Jetzt kann ich einen Termin im Krankenhaus vereinbaren.

Zwei Wochen später sitze ich wieder im Wartebereich der Ambulanz, in der Klinik. Auch diesmal warte ich in etwa eine halbe Stunde, bis ich aufgerufen werde. Der Ablauf ist ähnlich wie beim letzten Mal. Zuerst werde ich wieder von einer Schwester im Behandlungszimmer empfangen. Ein paar Minuten später öffnet sich die Tür & der Chefarzt kommt zu uns herein. Wir hatten von Anfang an eine gute Verbindung. Jetzt, ein halbes Jahr später, tauschen wir nebenbei auch ein paar persönliche Erlebnisse aus. Er erkundigt sich, wie es mir ergangen ist. Außerdem prüft er meinen Befund & schaut sich meine Röntgenbilder ganz genau an.

Ich freue mich, dass er mich in seine Überlegungen mit einbezieht. Es gibt einiges an Material an meinem Becken, was gleichzeitig entfernt werden kann. Diesmal habe ich zwei Möglichkeiten. Variante eins: Es wird alles entfernt. Das bedeutet, es wird wieder so ein großer Eingriff wie das erste Mal. Da hierbei die Platte an meinem Beckenring, sowie die Platten an meiner Beckenschaufel als auch am Kreuzbein entfernt werden. Variante zwei: Der Teil am Beckenring bleibt drin & nur die beiden anderen Platten werden entfernt. Bei dieser Variante ist der Schnitt wesentlich kleiner. In beiden Fällen müssen sie trotzdem einmal komplett durch mich durch. Nach Abwegen aller Vor- & Nachteile, entscheide ich mich letztendlich für die kleinere Variante, weil mich das Metall am Beckenring in meinem Leben nicht beeinträchtigt. Wir vereinbaren den Operationstermin in drei Wochen. Mental kann ich mich also jetzt so langsam darauf vorbereiten.

Aufgrund der ganzen Spritzerei, habe ich inzwischen eine starke Spritzenangst entwickelt. Selbst die Blutabnahmen sind für mich schon der Horror. Im Bekanntenkreis haben wir einen sehr lieben Coach, der Menschen mit der Wing Wave Methode unter anderem dabei hilft, Ängste aufzulösen. Anfangs ziere ich mich & brauche ein paar Tage, bis ich mich bei ihm melde. Ich komme mir noch etwas komisch vor, mich zu diesem Thema bei ihm zu melden. Unser Telefongespräch ist ganz neutral & wir verabreden uns zu einem Termin. Als ich bei ihm bin, gehen wir richtig in mein Angstthema rein. Wir sprechen gar nicht so sehr viel, doch seine Methode löst eine ganze Menge Emotionen in mir aus. Hinterher bin ich ziemlich erschöpft. Er empfiehlt mir, gleich nach Hause zu fahren & mich auszuruhen. Seine Arbeit erfolgt mit dem Unterbewusstsein, was ziemlich anstrengend ist. Ich brauche eine weitere Sitzung, um das bisher erarbeitete zu festigen. Mir geht es hinterher prima. Den Test, wie es mir mit den Spritzen geht, habe ich erst in einigen Wochen.

Operation Nummer vier

Meine Operation ist am Vormittag. Dafür werde ich bereits für 8 Uhr morgens in die Klinik bestellt. Wieder werden alle entsprechenden Vorbereitungen getroffen. Ich bekomme ein Bett, & ein OP-Hemd. Ich muss mich komplett entkleiden & mein OP-Leibchen überziehen. Hin & wieder schaut eine Schwester nach mir. Sie erkennen mich wieder. Es ist ja erst ein halbes Jahr her. Einige fragen mich am Anfang ganz besorgt, was mir zugestoßen sei, weil ich schon wieder da bin. Meine Antwort, dass ich zur Materialentnahme da bin, scheint sie zu beruhigen. Jetzt kommt der Test, ob sich meine Spritzenpanik gelegt hat. Das meiste kommt ja eh vom Kopf. Etwas Angst habe ich schon, die Erinnerungen sind noch zu frisch. Als die Schwester die Zuleitung an meiner Vene für die Operation vorbereitet, werde ich nervös. Ich kann nicht zuschauen, als sie zusticht. Phu, so schlimm war es gar nicht. Die Arbeit mit dem Coach scheint wirklich geholfen zu haben.

Die Wartezeit ist zermürbend. Mir fehlt etwas Ablenkung, da ich alleine bin. „Endlich" werde ich geholt & in den Vorbereitungsraum für meine Operation gebracht. Ein bisschen Übung habe ich ja bereits & weiß in etwa, was auf mich zukommt.

Die OP-Schwestern sind immer super freundlich. Sie erklären mir, was sie als nächstes mit mir machen. Meine Sicht ist hier leider immer eingeschränkt, weil ich meine Kontaktlinsen vorher herausnehmen & meine Brille auf dem Zimmer zurücklassen muss.

Kurz bevor sie mir die Narkose geben, verwickeln sie mich in ein kleines Gespräch. Es geht darum, dass ich an etwas Schönes denke. Jetzt geht es los. Sie spritzen langsam das Narkosemittel ein. Ich spüre diesen kurzen Moment, wo ich die Kontrolle verliere. Bum, weg bin ich. Es geht so schnell.

Im Aufenthaltsraum komme ich langsam wieder zu mir. Ich habe starke Schmerzen. Sofort kommt eine Schwester & gibt mir über die Venenkanüle noch etwas Schmerzmittel. Ich schlafe wieder ein. Irgendwann bekomme ich mit, wie ich auf mein Zimmer gebracht werde. Die nächsten Stunden schlafe ich. Am Abend besuchen mich mein Mann & meine Eltern.

Eine Woche bleibe ich in der Klinik. Als ich zu Hause meine Sachen auspacke stelle ich fest, dass ich mein Ladekabel an meinem Bett im Krankenhaus vergessen habe. Glücklicherweise, ist der Oberarzt unser Nachbar. Bei meinem ersten Aufenthalt haben wir festgestellt, dass wir nur ein paar Häuser auseinander wohnen. Über das halbe Jahr haben wir uns tatsächlich, dass eine oder andere Mal auf der Straße getroffen. Er hat mir angeboten, wenn irgendetwas ist, dass ich mich bei ihm melden kann. Dafür bin ich ihm sehr dankbar. Jetzt ist es soweit. Er ist so lieb & bringt mir das Ladekabel mit.

Mit Vollgas geht es weiter

Vor etwa zwei Monaten habe ich das Unternehmen gewechselt. Im Zuge der Einarbeitung habe ich mich für eine Schulung angemeldet. Bisher ist noch kein Termin zustande gekommen. Es werden bei dieser Schulung Verkäufer aus ganz Deutschland ausgebildet. Zwei Tage nachdem ich aus dem Krankenhaus zurück bin, bekomme ich einen Anruf mit der Zusage an der nächsten Schulung teilzunehmen. Ich bin eine der Nachrücker, daher bekomme ich den Termin so kurzfristig bestätigt, weil ein Teilnehmer ausgefallen ist. Im Moment laufe ich die nächsten zwei Wochen an Krücken. Natürlich kann ich den Termin absagen, aber es ist offen, wann der nächste Termin sein wird. Also sage ich zu.

Mit Krücken & einem geliehenem Fahrzeug, reise ich für eine Woche nach Hameln. Wieder erlebe ich wie mir noch völlig fremde Menschen, meine Schulungskollegen, vom ersten Moment an so hilfsbereit zur Seite stehen. Sie helfen mir meinen Koffer zu tragen, halten mir die Tür auf oder unterstützen mich in anderen Dingen, sodass ich trotz meiner Krücken alles gut mitmachen kann.

Als ich wieder zurück bin, bekomme ich per Post die Bewilligung sowie einen Starttermin für weitere drei Wochen Reha, um meinen Bewegungsapparat nach der Operation zu trainieren. Als ich mit der Reha fertig bin, ist es Mitte Dezember. Jetzt ist das Jahr fast um. Etwas traurig bin schon, dass ich in meinen Vereinen zehn Monate Trainingsausfall hatte. Aber durch die Wochen in der Reha, IRENA & wieder Reha bin ich zumindest etwas in Bewegung gekommen.

Ein Jahr später

Ein Jahr nach meinem Unfall, habe ich endlich Anspruch auf Entschädigung durch meine Unfallversicherung. Bisher habe ich noch keinerlei Geld durch irgendeine Versicherung erhalten. Da wir die Reise im Ausland gebucht haben & unser Reiseveranstalter, wie die meisten vor Ort nicht versichert war, haben wir keinerlei Entschädigung erhalten.

Unfallversicherung

Im Frühjahr 2015 habe ich Anspruch auf eine Entschädigung durch meine Unfallversicherung. Als Nachweis für die Versicherung, muss ich mich einem Gutachten unterziehen. Aus dem Gespräch mit meinem Versicherungsmakler erfahre ich, dass es sinnvoll ist, sich gut darauf vorzubereiten. Nach einem Jahr der Heilung wird geschaut, welche dauerhaften gesundheitlichen Einschränkungen durch den Unfall vorliegen. Hier ist etwas Fingerspitzengefühl gefragt. Ich halte mich an das, was mir empfohlen wird. Der Gutachter bestätigt, dass bei mir eine Einschränkung vorliegt. Auf dieser Grundlage leistet meine Unfallfallversicherung eine Entschädigung. Bisher hat mich der Unfall finanziell ganz schön herausgefordert. Ich habe kein Krankenhaustagegeld bekommen & weil ich selbständig bin, die ersten acht Wochen kein Geld verdient. Auch die Rehabesuche & die weitere Operation waren für mich Ausfallzeiten in denen ich kein Geld verdient habe. Erst ein Jahr später kommt die finanzielle Erleichterung für mich.

Leistenbruch

Im Frühjahr, so allmählich gehe ich meinem Sport wieder nach, entdecke ich eines Tages einen Huckel im Leistenbereich. Huckel erzeugen in mir eine leichte Nervosität. Das letzte Mal folgte direkt eine Operation. Da ich keinerlei Schmerzen spüre, schenke ich ihm vorerst nicht die dringliche Aufmerksamkeit. Erst bei einem der Kontrollbesuche bei meinem weiterbehandelnden Arzt, bei dem ich mich regelmäßig alle drei Monate vorstellen darf, stellt sich heraus, dass ich einen Leistenbruch habe. Na prima! Geht das schon wieder los. Aufgrund der zweiten Operation an meinem Schlüsselbein, habe ich seitdem keine schweren Sachen mehr angehoben. Also woher kommt jetzt dieser Leistenbruch?

Mir wird ein Arzt empfohlen, der sich auf Leistenbrüche spezialisiert hat. Glücklicherweise ist dieser in unserer Stadt ansässig & von unserem Zuhause gerade mal zehn Minuten Fußläufig entfernt. Das passt schon mal. Also melde ich mich für einen Termin bei diesem besagten Arzt an. Erstaunlicherweise bekomme ich schon in der folgenden Woche einen Termin. So richtig kann ich noch nicht glauben, dass es wirklich ein Leistenbruch ist, weil ich völlig schmerzfrei bin. Hätte ich diesen Huckel nicht, wäre er mir gar nicht aufgefallen.

Tag der Untersuchung

Mein Termin ist am Nachmittag. Erfreulicherweise ist das Wartezimmer leer. Ich sitze keine zehn Minuten, als ich ins Behandlungszimmer gerufen werde. Mit einem Leistenbruch habe ich mich noch gar nicht auseinandergesetzt, weil ich immer noch daran glaube, dass es einer ist. Ich möchte erst dann damit beschäftigen, wenn ich die genaue Diagnose habe. Vorher mache ich mich sonst nur verrückt.

Nach ein paar Untersuchungen, bestätigt mir der Arzt recht schnell, dass ich einen Leistenbruch habe & empfehlt mir, ihn zeitnah zu operieren. Darauf habe ich mich noch nicht eingestellt. Innerhalb von zwei Wochen soll alles erledigt sein. Moment mal, das geht mir jetzt etwas zu schnell. Bis eben habe ich in meinem Kopf nur einen Huckel abgespeichert & keinen Leistenbruch der sofort operiert werden muss. Der Arzt nennt mir plausible Gründe die dafür sprechen sofort zu handeln & was alles passieren kann, wenn ich es nicht operieren lasse. Einer davon ist, dass das beschädigte Gewebe weiter reißt, sich mein Darm an der Stelle herausdrücken kann & ich mit starken Schmerzen zu rechnen habe. Ein weiterer Grund ist, dass sich die Bruchstelle auf einmal so stark erweitert, dass ich einen riesen Huckel habe. Dann wird es auch eine größere Operation & eine große Narbe. Jetzt ist der Eingriff so, dass die Narbe gerade mal zwei Zentimeter groß sein wird. Da ich den Sommer gern am See genießen möchte & noch mindestens zwei Monate bis dahin Zeit sind, stimme ich nach vielen beantworteten Fragen diesem Eingriff letztendlich zu.

Operation Nummer fünf

Zwei Wochen später treffe ich früh morgens nüchtern in der Praxis ein. Vor mir sind bereits drei Patienten zur Operation vorbereitet. Ich werde in eines der Behandlungszimmer gebracht. Wie schon in der Klinik, muss ich mich vollkommen entkleiden & trage dafür ein OP-Leibchen. Eine weitere Patientin liegt zusammen mit mir in diesem Zimmer. Sie ist direkt vor mir dran. Wir erzählen ein bisschen miteinander, dann wird sie mit ihrem Bett herausgefahren. Langsam steigt in mir die Aufregung.

Es dauert noch etwa eine halbe Stunde, dann werde ich geholt. Auch dieses Mal ist meine Sicht stark eingeschränkt. Ich werde mit meinem Bett in den OP gefahren. Dort wechsle ich auf eine OP-Liege. Jetzt geht es los. Die Venenkanüle hatte ich schon im Vorbereitungszimmer von der Narkoseärztin bekommen. Sie hat das so klasse gemacht, dass es mir so gut wie gar nicht wehtat. Sie klärt mich über alles Weitere auf & auch im OP ist sie sehr einfühlsam. Als sie mir die Narkose gibt, verleitet sie mich in ein Gespräch, wodurch ich auf schöne Gedanken komme & schon bin ich wieder weg.

Eine der Schwestern weckt mich behutsam. Ich befinde mich

schon wieder in dem Zimmer, wo auch meine Sachen sind. Die letzten Male konnte ich die nächsten Stunden nicht aufstehen. Diesmal, weil die Operation ambulant durchgeführt wurde, muss ich die Praxis wieder verlassen. Aber ich habe Zeit. Die brauche ich auch. Eine Schwester hilft mir beim Anziehen. Ich bin immer noch etwas benommen. Langsam & mit Unterstützung werde ich in den Wartebereich gebracht. Hier gibt es sehr bequeme Sessel. Ich bekomme etwas zu trinken & kann mich hier noch eine Weile aufhalten.

Mir wurde im Vorfeld mitgeteilt, dass ich mir etwas zu Essen für danach mitbringen soll. Ich bin ja nüchtern zur Operation gekommen & inzwischen ist es Nachmittag. Diese Information habe ich nicht so ernst genommen, weil ich in der Klinik jeweils nach meinen Operationen kaum etwas gegessen habe. Allerdings musste ich da mein Bett nicht verlassen. Diesen Gedanken hatte ich nicht mit einbezogen. Ich habe mir lediglich ein paar Reiswaffeln zum knabbern mitgebracht. Die haben kaum eine Wirkung gezeigt. Mein Kreislauf wollte sich nicht so richtig stabilisieren. Eins, zwei Aufstehversuche scheitern, weil es mir schwarz vor Augen wird. So langsam will ich aber nach Hause. Mein Mann ist bei mir. Wir versuchen es noch mal. Aufstehen mit einer frischen Operation an der Leiste ist nicht angenehm. Deshalb will ich mir weitere Versuche ersparen. Endlich klappt es.

Im Schneckentempo verlassen wir die Praxis. Meine nächste Herausforderung ist, ins Auto einzusteigen & zu Hause wieder auszusteigen. Aua, das will ich auf keinen Fall so schnell wiederholen. Es ist Freitagnachmittag. Jetzt habe ich das ganze Wochenende Zeit, mich etwas zu regenerieren. Diesmal bekomme ich Schmerzmittel in Tablettenform. In der Klinik habe ich meine Schmerzmittel immer intravenös bekommen. Meist sogar nur zwei Tage, dann war ich schmerzfrei. Irgendwie ist mir das nach jeder Operation gelungen, dass mir die Schwestern einen Tropf statt Tabletten gegeben haben. Dadurch war ich schmerzfrei.

Einmal hatte ich eine Dame im Zimmer, die hat die ganze Nacht über Schmerzen geklagt. Die Tabletten die sie bekommen hat, haben nicht so gut gewirkt.

Diesmal muss ich auch Tabletten nehmen. Aber ich kann sagen, sie haben sehr gut gewirkt. Das Wochenende habe ich gut überstanden. Wir sind sogar ein paar Meter gegangen & das hat sogar gut funktioniert. Wir waren zwar sehr langsam, aber so konnte ich trotzdem meinen Kreislauf etwas ankurbeln. Das hat mir sehr gut getan.

Montagmorgen bin ich zur Kontrolle bestellt. Diesmal ist das Wartezimmer voll. Trotz der vielen Menschen, ging es relativ zügig voran. Das Team hat eine gute Terminstruktur. Bei mir ist alles okay & so werde ich für eine Woche später zum Fäden ziehen bestellt. Die nächsten Wochen darf ich wieder keinen Sport machen & nichts anheben.

Warum hatte ich diesen Leistenbruch?

Ich habe nichts Schweres getragen. Der Arzt meinte, es reicht, wenn ich mich sportlich stärker verausgabe. Auch meine Becken-OP kann ein Grund dafür sein, das noch nicht alles wieder so verheilt & ausreichend stabil ist. Natürlich interessiert mich auch die psychologische Betrachtung, warum ein Leistenbruch passiert. Hier heißt es, unbewusst zu lange eine Last getragen. Wie ein gehorsames Kind sich viel zu lange anderen angepasst zu haben, statt sich selbst zu leben. Ursprüngliche Energien wollen nicht länger unterdrückt werden & explodieren wie ein Vulkan. Es geht darum, sich seiner eigenen Lebensweise bewusst zu werden & von Ballast, erstickenden Strukturen sowie Einschränkungen zu befreien. Okay, ich habe tatsächlich die letzten zwölf Monate eher funktioniert, als kreativ & inspiriert zu handeln, um meine positiven Energien einfließen lassen. Mein Fokus war unter anderem darauf ausgerichtet, so schnell wie möglich wieder Normalität zu leben & Geld zu verdienen.

Leben, da bin ich wieder

Nach einem Jahr ohne Operation, ohne Reha oder sonst irgendwelchen Einschränkungen, kann ich endlich wieder intensiver meinen Hobbys nachgehen. Wir machen viele Radtouren. Sie strengen mich am wenigsten an. Es ist einfach schön, alles wieder machen zu können. Manchmal sitze ich auf meinem Cityfahrrad, auf dem Weg zum Kundentermin & freue mich einfach darüber, dass ich genau das jetzt wieder machen kann. Inzwischen nehme ich viel bewusster wahr, was ich alles wieder machen kann.

Ja, ein paar kleine Einschränkungen habe ich noch, aber das ist okay für mich. Das meiste kann ich wieder wie vorher machen. Selbst meinen Fitnessstand bringe ich auf ein sehr gutes Niveau. Auch in meinen Vereinen erfahre ich eine gute Unterstützung, weil ich noch nicht alle Übungen mitmachen darf. Meine Trainer überlegen sich Alternativen für mich, damit ich leichter wieder reinkomme. Das ist für mich eine wundervolle Erfahrung, weil ich auch hier merke, dass ich nicht allein auf mich gestellt bin, sondern mit integriert werde.

Das Leben genießen

Eine Materialentnahme habe ich noch vor mir. Bis dahin baue ich meinen Fitnessstand weiter aus. Es hat mir für meinen Heilungsprozess bisher gut geholfen, eine ausgeprägte Muskulatur zu haben.

In der Zwischenzeit besteigen wir die Zugspitze & fahren für zwei Wochen in ein Surf Camp, um Wellensurfen zu lernen. Als Vorbereitung dafür, habe ich extra eine Surf-Fitness-Challenge ins Leben gerufen. Damit bereiten wir uns auf unseren Surfurlaub vor. Diese Vorbereitungen zahlen sich aus.

Alles braucht seine Zeit

Zwei Jahre nach meinem Unfall, soll auch endlich das Material an meinem Schlüsselbein entnommen werden. Der Heilungsprozess verläuft aufgrund der zweiten Operation, nachdem die Platte herausgerissen ist, sehr sehr langsam. Auch dieser Termin verschiebt sich um ein weiteres dreiviertel Jahr, weil der Knochen noch nicht sicher verwachsen ist.

Dieser Eingriff kann ambulant ausgeführt werden. Da ich nicht schon wieder eine ganze Woche im Krankenhaus verbringen möchte, entscheide ich mich für die ambulante Operation.

Operation Nummer sechs

Für diesen Eingriff habe ich mir einen Arzt ausgesucht, der sich darauf spezialisiert hat. Der organisatorische Ablauf ähnelt denen meiner vorherigen Operationen.

Auch hier erscheine ich nüchtern. Endlich muss ich mich mal nicht nackt ausziehen. Zu meiner Überraschung darf ich sogar meinen BH anlassen. Ich habe mich für einen trägerlosen entschieden, damit hinterher nichts drückt.

Im Vorbereitungszimmer begrüßt mich der Narkosearzt. Er ist wirklich lustig. Als ich ihm erzähle, dass ich Angst vor der Venenkanüle habe, nimmt er es zur Kenntnis & wechselt sofort zu einer lustigen Geschichte. Den Einstich habe ich so gut wie gar nicht bemerkt. Er hat mich gut abgelenkt. Ich muss gar nicht lange warten, bis ich dran bin. Auch diesmal wird mein Einschläferungsprozess mit einer schönen Geschichte verbunden.

Im Aufwachzimmer werde ich von einer Schwester geweckt. Jetzt kommt auch der Arzt zu mir & gibt mir zu verstehen, dass alles gut geklappt hat. Ich bekomme noch paar Instruktionen, wie ich meinen Arm die nächsten Tage halten soll. Dann hilft mir eine der Schwestern beim Anziehen. Ich bekomme noch etwas zu trinken & zu essen & so langsam stabilisiert sich auch mein Kreislauf.

Mein Mann ist bereits bei mir. Schon bald können wir die Praxis wieder verlassen. Zu Hause auszukurieren tut mir wirklich gut.

Hier habe ich einfach mehr Ruhe & bin in meinem gewohnten Umfeld. Ich bin sehr froh, dass ich mich für diese Variante entschieden habe. Es hat alles seine Vor- & Nachteile.

Für die kommende Woche bin ich zur Kontrolle bestellt. Alles verläuft prima. Endlich ist auch dieser Teil geschafft.

So schaffst du es ins tun zu kommen

Wenn du es dir aussuchen könntest, welche Träume möchtest du dir in deinem Leben wirklich erfüllen? Möchtest du wieder vollständig gesund sein? In einer erfüllten Partnerschaft leben? Ein eigenes Haus besitzen? Für ein Jahr die ganze Welt bereisen? Welcher Wunsch schlummert tief in dir? Wenn du das nicht genau weißt, wie sollen sich dann deine Träume erfüllen?

„Folge deinem Glücksgefühl & es werden dir Türen geöffnet, wo vorher nur Wände waren.“ Joseph Campbell

Kenne dein Ziel

Was bedeutet für dich glücklich sein & Erfüllung leben? Erst wenn du das klar für dich definieren kannst, kannst du es auch erleben. Was genau möchtest du erreichen? Wann soll sich dieser Wunsch erfüllen? Warum ist dir das so wichtig? Früher habe ich mir darüber kaum Gedanken gemacht. Meist waren es Ziele, die mir vorgegeben wurden. Sie wurden zwar mit mir abgestimmt, aber immer im Interesse meines Arbeitgebers. Aber aus meinem tiefsten Herzen heraus, waren es nicht meine Ziele. Mein Studium erfolgreich abzuschließen, war mein eigenes Ziel. Ich wollte unbedingt eine gute Abschlussnote. Das wollte ich mir selbst beweisen. Damit ich es schaffe, wusste ich genau, was ich dafür machen muss. Da mir die gute Note – Mein Warum – klar war, habe ich alles getan, was dafür notwendig war. Auch dann, wenn ich gar keine Lust oder Kraft mehr dafür hatte. Mein Warum, war mein Antrieb.

Welches Ziel hast du dir vorgenommen? Warum willst du das

unbedingt erreichen? Beantworte dir diese Fragen ganz ehrlich. Am besten schreibst du dir dein Ziel sogar auf. Umso klarer du bist, umso leichter kannst du es erreichen. Du hast die Klarheit darüber, welche Schritte dafür notwendig sind.

Inzwischen breche ich meine großen Ziele herunter, damit sie für mich greifbarer werden. Das heißt, ich mache jede Woche mit mir selbst eine Absichtserklärung, die ich außerdem unterschreibe. Darin halte ich fest, was ich in dieser Woche alles umsetzen will, damit ich mein Monatsziel als auch mein Jahresziel tatsächlich erreiche. Am Anfang, als ich von so einer Absichtserklärung erfahre, dachte ich das ist Quatsch. Da ich grundsätzlich das meiste ausprobiere was mir erfolgreiche Menschen empfehlen, weil es bei ihnen funktioniert hat, probiere ich auch das aus. Mehr als das es nicht klappt, kann nicht passieren.

Ich teste es ein paar Wochen. Interessanterweise erreiche ich damit tatsächlich viel besser mein Monatsziel, als zu vor. Meine Absichtserklärung liegt auf meinem Schreibtisch, im Sichtbereich. So kann ich sie täglich lesen & mich dadurch viel leichter auf meine Zwischenschritte & mein Endziel fokussieren.

Wie findest du dein WARUM?

Mir hat dabei geholfen, eine Liste von all den Dingen aufzuschreiben, die ich in diesem Leben noch machen möchte. Dann habe ich mir überlegt, warum ist es mir so wichtig sie zu erreichen? Dabei ist mir aufgefallen, dass einige Punkte auf meiner Liste nicht wirklich meine Wünsche sind. Ich bin auf sie konditioniert, weil ich sie durch mein Umfeld übernommen habe. Also streiche ich einige Punkte wieder von meiner Liste. Im Laufe dieser Übung kommen dafür andere hinzu.

Wenn es dir wirklich ernst ist, nimm dir einen Block oder ein Notizbuch & fang an alles aufzulisten, was dir absolut wichtig ist. Wichtig, schreibe solange weiter, bis ein gutes Gefühl aufkommt. Schau dir an, was diese Wünsche in dir auslösen. Zum Beispiel

Freude, Traurigkeit, Abenteuerlust etc.. Was davon kannst du dir sehr schnell erfüllen? Was würde sich für dich verändern, wenn du das jetzt machst? Warum würdest du es jetzt & nicht erst in ein oder zwei Jahren machen? Warum ist dir dieser Wunsch so wichtig? Welche Gefühle lösen deine Antworten in dir aus? Umso mehr Freude & Glück du dabei empfindest, desto näher bist du deinem WARUM.

Wie du deinen Fokus dauerhaft auf dein Ziel ausrichtest

Den Fokus auf das Ziel dauerhaft auszurichten, ist gar nicht so einfach. Der Alltag bringt uns viele Ablenkungen. Wie schnell lassen wir uns von negativen Gefühlen, weil etwas nicht so läuft wie wir es gern hätten, von unserem Fokus abbringen. Anfangs brauche ich manchmal Tage bis ich es verstehe, dass ich gerade meinen Fokus aus den Augen verloren habe. Heute reichen mir ein paar Minuten bis ich es erkenne. Wie du siehst, ist das reine Übungssache. Für mich war wichtig, dass ich es schnell erkenne. Das lässt sich sogar leicht herausfinden. Immer wenn es nicht leicht geht, wir uns ärgern & über etwas schimpfen haben wir unseren Fokus verloren. Auch wenn es mir richtig schlecht geht, versuche ich mich in diesen Momenten wieder daran zu erinnern. Dann stelle ich mir vor, dass ich mein Ziel bereits erreicht habe. Gedanklich schmücke ich es weiter aus, in dem ich mir vorstelle, wie es mir in diesem Moment geht, wenn ich es wirklich geschafft habe. Welches Gefühl empfinde ich dabei? Umso länger ich diesen Gedanken ausdehne, umso stärker entwickelt sich in mir dieses gute Gefühl. Auf einmal bin ich wieder in einem guten State & auf mein Ziel ausgerichtet. So einfach wie es klingt, ist es auch. Natürlich braucht es am Anfang etwas Übung.

Ich entscheide mich bewusst dafür, meinen Fokus wieder auf mein Ziel auszurichten. Sonst klappt es nicht. Wichtig dabei ist, mache ich es nur vom Kopf her, funktioniert es nicht. Ich muss es wirklich fühlen wie es ist, wenn ich mein Ziel erreicht habe. Erst dann ändert sich auch mein Gemütszustand. Verrückterweise erreiche ich damit auch meine Ziele.

Unser ausgewähltes Ziel ist gar nicht das Problem. Manchmal geben wir uns nur zu wenig Zeit, es zu erreichen. Dann klagen wir, dass es nicht funktioniert. Wenn du es wirklich erreichen willst, mach so lange weiter, bis du es geschafft hast. Ja, Durchhaltevermögen ist ein wichtiger Baustein, um ein Ziel zu erreichen. Die meisten geben zu früh auf & sind dann traurig, weil es nicht funktioniert hat.

Deshalb solltest du deine Werte kennen

Um langfristig Glück & Erfüllung zu finden ist es notwendig, im Einklang mit unseren Werten zu leben. Wenn wir nicht wissen was uns wirklich wichtig ist, kommen wir nie am Ziel an.

Warum sind mir bestimmte Dinge sehr wichtig? Was verbinde ich damit? Manchen Menschen ist Freiheit sehr wichtig oder Familie. Das ist bei jedem unterschiedlich. Bin ich mir dessen sehr klar & wirklich bewusst, kann ich mein Verhalten entsprechend anpassen. Wer wird in unserer Gesellschaft am meisten bewundert? Es sind die Menschen, die für das einstehen woran sie glauben. Das sind Menschen deren Verhaltensweisen mit ihrer Lebensphilosophie übereinstimmen.

Leider entwickeln viele Menschen selbstzerstörerische oder frustrierende Gewohnheiten wie zum Beispiel Rauchen, Alkohol oder Essen im Übermaß. Doch, was ist das tatsächliche Problem? Diese Verhaltensweisen sind in Wahrheit das Resultat von Frustration, Langeweile oder zum Beispiel von Wut. Diese Gefühle stellen sich ein, wenn sie für sich keine Erfüllung leben.

In stressigen Momenten neige ich oft zu einem hohen Schokoladenkonsum. Seit dem ich mir dessen bewusst bin, kann ich mein Verhalten in diesen Momenten selbst beeinflussen. Entweder ich trinke eine Tasse Tee oder mache eine kurze Pause.

Damit durchbreche ich bewusst mein Muster. Interessanterweise habe ich schon nach sehr kurzer Zeit keinen Appetit mehr auf Schokolade oder andere Süßigkeiten. Oft ist das nur eine Gewohnheit, die sich in solchen Momenten ausdrücken möchte. Schließlich habe ich sie über Jahre umgesetzt.

Welche Werte brauchst du, um das Leben zu leben, was du dir wünschst?

Es gibt keine richtigen oder falschen Werte! Jeder hat seine eigenen. Die meisten davon basieren auf unseren Erfahrungen, die wir bisher in unserem Leben gemacht haben. Kennst du deine Werte? Weißt du genau, was dir besonders wichtig ist? Falls du dir noch keine konkreten Gedanken dazu gemacht hast, lade ich dich ein, dir deine zehn wichtigsten Werte herauszustellen. Nutze als Unterstützung die nachfolgende Liste. Sie ist keinesfalls vollständig, sondern dient lediglich als Anhaltspunkt. Finde heraus, was du wirklich willst & was nicht. Nur so kannst du deine Werte bewusst in deinen Alltag integrieren & dein Verhalten darauf ausrichten, um deine Ziele wirklich zu erreichen.

Werteliste

Abenteuer	Ehrlichkeit	Großzügigkeit
Achtsamkeit	Empathie	Glück
anderen helfen	Effizienz	Harmonie
Anerkennung	Erfolg	Hilfsbereitschaft
Ausdauer	Einfachheit	Hingabe
Aufmerksamkeit	Energie	Hoffnung
Authentizität	Entscheidungsfreude	Höflichkeit
Bescheidenheit	Freiheit	Humor
Beliebtheit	Fleiß	Herzlichkeit
Begeisterung	Fairness	Intuition
Balance	Flexibilität	Idealismus
Beharrlichkeit	Freundlichkeit	Innovation

Besonnenheit	Freude	inspirierend
Beitrag zum Allgemeinwohl	Fröhlichkeit	innere Ruhe
Dankbarkeit	Gesundheit	intelligent
Disziplin	Gelassenheit	Interesse
Durchsetzungsstärke	Gerechtigkeit	Klugheit
Durchhaltevermögen	Geduld	Kommunikation
Demut	Glück	Kontrolle
Kreativität	persönliches Wachstum	Unabhängigkeit
Klarheit	Präzision	Unbestechlichkeit
Kooperation	Qualität	Überlegenheit
Kompetenz	Realismus	Unvoreingenommenheit
Liebe	Redlichkeit	Verlässlichkeit
Leidenschaft	Respekt	Verantwortung
Leichtigkeit	Rücksichtnahme	Vertrauen
Liebenswürdigkeit	Ruhe	Veränderung
Loyalität	Ruhm	Verbindlichkeit
Lust	Sicherheit	Vitalität
Mitgefühl	Sauberkeit	Wohlstand
motivierend	Selbstdisziplin	Wissen
Mut	Selbstvertrauen	Wachstum
Nähe	sensibel	Wachsamkeit
Nachhaltigkeit	Spiritualität	Weisheit
Natürlichkeit	Spaß	Wahrheit
Neugierde	Toleranz	Würde
Offenheit	Treue	Zeit für mich
Optimismus	Transparenz	Zuneigung
Ordnung	Teamgeist	Zielstrebigkeit
positives Denken	traditionell	Zuversicht

Antiwerte

Abscheu	Hass	Stress
Aggression	Heuchelei	Tod
Arroganz	Krankheit	Ungerechtigkeit
Armut	Konflikt	Unehrlichkeit
Angst	Lügen	Untreue
bewerten	Macht	Unmoral
Boshaftigkeit	Misstrauen	Verachtung
Druck machen	Neid	Wut
depressiv	Oberflächlichkeit	Zynismus
Gier	Sorgen	Zorn

Wie definierst du deine wichtigsten Werte?

1. Was sind deine wahren Werte? Was schätzt du am meisten in deinem Leben? Deine Antwort könnte zum Beispiel sein: „Liebe, Familie, Freiheit“.

2. Was ist das Endziel dahinter? Welchen Zustand strebst du wirklich an? In diesem Beispiel ist es „Liebe“. Familie & Freiheit sind dabei Zwischenziele. Sie stellen lediglich ein Mittel zum Zweck dar, um den emotionalen Zustand auszulösen, den du dir tatsächlich wünschst. Wenn du dein Zwischenziel Familie erreicht hast, was ist dann? War es das jetzt? Es ist deshalb so wichtig zu verstehen, dass wir unseren Fokus nicht auf das Zwischenziel, sondern auf unser Endziel ausrichten, in diesem Beispiel „Liebe“. Sie bleibt auch dann bestehen, wenn das Ziel Familie erreicht ist.

Die meisten sind so auf ihre Zwischenziele fokussiert, dass sie ihre Endziele nie oder nur schwer erreichen. Endziele vermitteln das Gefühl der Erfüllung, die dein Leben wahrhaftig & glücklich machen.

Ich lade dich ein, diese Aufgabe für dich zu machen: Entscheide dich für deine fünf wichtigsten Werte. Ordne sie dann der Rangfolge nach. Beginne mit dem wichtigsten. Zur Unterstützung kannst du die Tabelle nutzen. Stelle dir folgende Fragen: Was schätze ich am meisten? Was ist mir am wichtigsten? Entwickle auf der Grundlage des Beispiels „Liebe“ deine Zwischen- & deine Endziele.

Um wirklich langfristig Erfüllung im Leben zu erfahren ist es wichtig, im Einklang mit den eigenen Werten zu leben.

Welche Werte brauchst du, um dein Ziel zu erreichen

Jetzt hast du deine wichtigsten Werte herausgestellt. Wenn du sie der Rangfolge nach betrachtest, helfen sie dir tatsächlich, deine wahren Ziele zu erreichen? Oder sind dir andere Werte sogar wichtiger? Wenn dir Beispielsweise der Wert Freiheit bisher am wichtigsten ist, du aber unbedingt eine eigene Familie haben möchtest, kolieren diese beiden Werte möglicherweise miteinander. Jetzt kannst du dir die Frage stellen: Was ist dir tatsächlich wichtiger? Welche Werte bräuchtest du dafür? Wähle jetzt diese Werte, die dich deinem Ziel am besten näher bringen. Ordne diese ebenfalls der Rangfolge nach.

Um wirklich einen Effekt zu erreichen, schreibe sie auf, damit du sie sehen kannst. Jetzt verbinde ich dich emotional mit ihnen. Schau dir jeden einzelnen Wert an & spüre, welches Gefühl er jeweils in dir auslöst, wenn du dadurch dein Ziel erreichst. Richte deinen Fokus darauf aus. Es reicht nicht, wenn du das nur einmal machst. Dieser neue Wert beziehungsweise dein Bewusstsein dazu, will sich erst in dir verankern. Das braucht Zeit & stetige Wiederholung. Bleib also dran, es wird sich für dich lohnen.

Aufhaltende Glaubenssätze erkennen

Wenn du dein Ziel noch nicht erreicht hast, gibt es Glaubenssätze in dir, die dich bisher davon abhalten. Das sind unbewusste Denkmuster, die im Hintergrund wieder & wieder ablaufen. Steuern wir nicht bewusst dagegen, wird sich nichts verändern. Dann können wir noch so oft unsere Ziele visualisieren, es wird nicht helfen. Welchen Wunsch hast du dir bisher noch nicht erfüllt. Was glaubst du ist der Grund dafür? Sind es die anderen, die es noch nicht verstanden haben, was du unbedingt möchtest? Spaß! Du hast es selbst in der Hand. Glaubst du schon zu einhundert Prozent daran, dass du es wirklich erreichen wirst? Oder kommen da Zweifel auf? Jeder Zweifel löst alle positiven Gedanken wieder auf. Du denkst „es wäre so schön, endlich wieder gesund zu sein“. Innerlich zweifelst du aber daran, weil dein Arzt eine andere Prognose ausgesprochen hat. Was glaubst du, wie erfolgreich wirst du sein, dir diesen Wunsch zu erfüllen? Auch wenn du noch nicht an deinem Ziel angekommen bist, kannst du dich gedanklich bereits so ausrichten, als wäre es bereits geschehen. Welche Gefühle steigen in dir auf, wenn du dich gedanklich schon an deinem Ziel siehst? Machst du einen Freudentanz & hast totales Bauchkribbeln? Spüre jetzt schon diese Freude in dir, wenn du es geschafft hast. Wenn du dich an deinem Ziel angekommen siehst, woran glaubst du dann? Dass du es auf jeden Fall schaffst?

„Wenn Du es dir vorstellen kannst, dann kannst du es auch erreichen.“ Walt Disney

Welchen Glaubenssatz kannst du dir jetzt kreieren, damit sich dein Wunsch auf jeden Fall erfüllt. Formuliere ihn so klar, dass du dich mit ihm identifizieren kannst. Zum Beispiel willst du unbedingt gesünder leben, aber aus irgendeinem Grund hast du das für dich noch nicht geschafft. Verhindernde Glaubenssätze können der Grund dafür sein, warum du es nicht schaffst auf ungesunde Lebensmittel zu verzichten. Scheinbar hast du dir bisher viele Beweise geliefert, dass du damit sogar recht hast. Stelle dir die Frage: In welchen Situationen greife ich auf diese schlechten Lebensmittel zurück? Reagiert mein Körper eventuell aus Gewohnheit so, dass er in diesen Momenten danach verlangt. So wie bei mir der Bedarf nach Schokolade ist, wenn ich Stress habe. Es ist ein Muster, was ich dadurch identifiziert habe. Es ging also gar nicht um die Schokolade, sondern um die Gewohnheit, wie ich meinen Körper in solchen Momenten konditioniert habe. Stelle dir auch die Frage: Welche Glaubenssätze halten dich jetzt davon ab, deine Ziele wirklich zu erreichen? Welche Ängste kommen dabei vielleicht hoch? Sei wirklich ehrlich zu dir selbst.

Neue Glaubenssätze kreieren

Wenn du dir negative Glaubenssätze kreieren kannst, dann kannst du auch positive daraus machen. Welche Glaubenssätze brauchst du, dass sich deine Wünsche erfüllen? Auch hier lade ich dich ein, eine Liste zu schreiben, was du dir bisher in deinem Leben noch nicht erfüllt hast & welche positiven Glaubenssätze dir dabei effektiv helfen können. Formuliere deine neuen Glaubenssätze so, dass sich in dir ein gutes Gefühl ausbreitet. Auch hier reicht es nicht aus, wenn du sie nur vom Kopf her kennst, ihre Wirkung aber nicht spürst. Wie fühlt es sich an, wenn sich dieser Glaubenssatz erfüllt? Zum Beispiel: „Ich bin ab sofort glücklich & gesund". Was genau bedeutet dieser Glaubenssatz für dich? Warum ist er dir so wichtig? Welches Ergebnis erreichst du tatsächlich damit?

So stärkst du deine neuen Glaubenssätze

Jetzt heißt es den Fokus auf die neuen Glaubenssätze auszurichten. So kannst du Stück für Stück die „Alte Straße" verlassen & eine neue kreieren. Auch das braucht Zeit sowie Übung & zwar ein Leben lang. Leider reicht es nicht aus, diese Aufgabe nur einmal zu machen. Ich habe mir ein tägliches Ritual kreiert, in dem ich mich durch positive Glaubenssätze, jeden Tag auf meine Ziele ausrichte. Lasse ich diese Übung einige Tage weg, falle ich zurück in meine alten Strukturen & lasse mich leichter von negativen Emotionen einfangen. Diese Fokusübung ist quasi ein Eigenschutz, um selbst in einem guten State zu bleiben.

Nimm dein Schicksal selbst in die Hand

Statt uns darauf zu konditionieren Zurückweisungen, Ängste, Sorgen etc. abzulegen, sollten wir uns entscheiden, was wir wirklich wollen & dann aktiv danach handeln. Wir können neue Glaubenssätze kreieren. Zum Beispiel: „Ich bin so, wie ich bin, genau richtig." „Meine Gefühle & Emotionen haben ihren Ursprung in meinen Gedanken. Merke ich, dass ich überwiegend auf äußere Umstände reagiere, statt selbstbestimmt zu agieren, kann ich dieses Muster von jetzt auf gleich durchbrechen."

Wenn du das nicht nur auf Verstandesebene, sondern auch auf emotionaler Ebene in dir verankerst wirst du merken, wie du Gefühle von Angst, Sorgen oder Minderwertigkeitsgefühle leichter überwindest. Auf einmal bist du selbst imstande, dein eigenes Schicksal in die Hand zu nehmen. Es muss zu deinem Mantra werden: „Ich bin genug. Ich liebe mich so, wie ich bin."

Wenn wir das verstehen, können wir die Ursachen beseitigen, statt die Auswirkungen zu bekämpfen.

Wie du dein Vertrauen stärkst

Ich habe sehr viel ausprobiert, um mein Selbstbewusstsein zu stärken. Tiefs & Niederschläge kommen im Leben immer wieder. Wenn wir uns darauf verlassen, dass wir von außen die Bestätigung bekommen, die wir uns so sehr wünschen, sind wir abhängig von anderen. Ich will nicht von anderen abhängig sein. Also überlege ich, was kann ich für mich selber tun? Ich entdecke für mich ein Erfolgs- & Dankbarkeitstagebuch zu führen.

Dafür möchte ich nicht irgendein Notizbuch haben. Nein, ich möchte unbedingt ein sehr schönes haben. Ich möchte mich daran erfreuen, wenn ich meine Gedanken darin notiere. Ich liebe schöne Materialien. Mein Notizbuch kaufe ich nicht im Internet. Ich will es in meinen Händen spüren. Wie fühlt sich das Papier an? Welches Außenmotiv inspiriert mich & löst in mir positive Gefühle aus?

Also gehe ich in einen Buchladen in unserer Stadt. Die Auswahl an Notizbüchern ist riesig. Am besten gefallen sie mir von Paperblanks. Diese haben wunderschöne Motive. Selbst das Papier ist unterschiedlich. Ich lasse mir Zeit, bis ich endlich eins in den Händen halte was sich für mich total gut anfühlt.

Äußerlich sieht es ganz anders aus, als ich mich anfangs vorgestellt habe. Als ich es eine Weile in meinen Händen halte, spüre ich, das ist mein Notizbuch. Glücklich mit meiner Entscheidung, bezahle ich.

Es macht mir einfach Freude, täglich Dinge darin zu notieren, für die ich dankbar bin. Außerdem halte ich alles darin fest, was ich bereits erreicht habe. Auch die ganz kleinen Erfolge. Wenn es mir an manchen Tagen nicht so gut geht, weil Zweifel meine Gedanken dominieren wollen, lese ich meine Notizen. Nach & nach erhellt sich dann wieder meine Stimmung weil ich sehe, wie weit ich bereits gekommen bin. Außerdem halte ich meine Gefühle darin fest, wie es mir in den jeweiligen Momenten ergeht, wenn ich wieder etwas geschafft habe. Beim Lesen kann ich diese Gefühle wieder in mir wecken, weil ich meine eigenen Erfolge lese.

Das schöne ist, das kann ich jederzeit alleine für mich tun. Damit bin ich unabhängig & nicht auf Zustimmung von anderen angewiesen. Klar ist es schön von außen Bestätigung zu erhalten. Aber sie kommt wenn sie kommt, darauf habe ich wenig Einfluss.

Das Beste kommt zum Schluss

Ist es nicht unsere Aufgabe, das Beste aus unserem Leben zu machen? Das können wir nur selber für uns tun. Wir bestimmen, was es alles dafür braucht. Treffen wir endlich aus vollem Herzen diese Entscheidung, öffnen sich alle Türen.

Lebe endlich glücklich & gesund. Das wünsche ich dir von ganzem Herzen.

Notizen